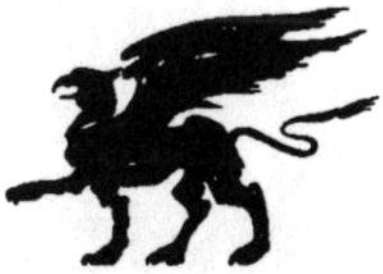

BURKHARD MÜLLER

STEPHEN KING

DAS WUNDER, DAS BÖSE UND DER TOD

KLETT-COTTA

Inhalt

Vorwort 7

Der Finger aus dem Abfluß 9

Schund! 17

Grauen, Humor und Wahnsinn 33

Die Affenpfote 41

Redrum 53

Der Froschregen 63

Ufos 71

Wie gut sind Kings Bücher? 79

Komm heraus, Lazarus! 85

Der Kannibalengott 93

Verschollene Chroniken 101

Der Lockruf der Angst 107

Deathclips 111

Jessie und der Hund 117

Todeströstungen 123

Amerika und der Serial Killer 131

Grauen, Scham und Ekel 137

Space Cowboy 141

Der Doppelgänger 147

Der Große und Schreckliche Oz 157

Schluß 165

Vorwort

Damit ich Stephen King begegnet bin, bedurfte es besonderer Umstände. Ich hatte eine neue Arbeit angetreten, die zweimal pro Woche überlange Eisenbahnfahrten mit sich brachte: eine Zeit, die unbezweifelbar und notwendigerweise verloren war, weder vom Sinn der Arbeit noch dem der Freizeit zu erfüllen, ein Limbo; und trotzdem, wie sie Stunde um Stunde verlief, vorhanden: in einer süßen, mir ganz unbekannten Muße tat sie sich vor mir auf. Im Gefühl dieser Freiheit, die mir der Zwang beschert hatte, betrat ich vor meiner ersten Reise die Bahnhofsbuchhandlung und ließ mich von Titel und Umschlag von »Es« verlocken wie zu einem Laster. Von Stephen King wußte ich damals nur vage, er sei ein trivialer Autor, keine Literatur. Der Unterschied zu dem, was mir als Literatur bekannt war, entging mir natürlich nicht; aber dennoch versank ich, wie es mir seit der Kindheit nicht mehr geschehen war, in dieser Lektüre, in der Geschichte von Pennywise dem Clown, dessen Gesicht mit Augen wie Silberdollars unter den Stäben des Gully schmeichelnd empordrängt und das kleine Kind, das sich vertrauensvoll zu ihm hinabbeugt, plötzlich mit seinen Zähnen packt – und wie »Es« tausend Seiten später dem Bund der sieben Kinder erliegt.

Aber nur Kings Horror-Bücher, die ich nun in rascher Folge las, übten diese Macht über mich, die anderen, dem Fantasy-Genre zugehörigen legte ich teilweise halbgelesen aus der Hand. Das Phänomen des Horrors begann mich zu interessieren, in dem so offenkundig das, was als unterliterarisch gilt, sich mit einer ungeheuren fesselnden Kraft verbindet und King zum erfolgreichsten Autor der Welt gemacht hat. Auch dieser Erfolg interessierte mich, denn er bezeugte, daß King den Leuten etwas gibt, was sie sonst nicht finden, weder im Fernsehen noch im gerühmten Guten Buch – etwas, das ihnen vielleicht früher einmal die Theologie gegeben hatte. Ich begann den Ernst und die Unerschrockenheit zu bewundern, mit der King an das größte aller ungelösten Probleme herangeht, an den Tod, der, sollte er jemals von der Metaphysik gezähmt worden sein, wieder da ist, wilder und furchtbarer denn je. Kings Bücher sprechen nicht nur von ihm: Sie wollen in ihn eindringen, sie sind Nachrichten vom Inneren des Todes. Sein Schrecken ist das Wunder, daß das Leben nicht mehr sein soll; und darum hebt mit dem Wunder, mit dem, was aller Erfahrung Hohn spricht und was gesehen zu haben das Leben zersprengt, bei King der tödliche Schrecken an.

Kings Bücher brauchen viel Zeit, um erst das Gewebe jenes alltäglichen Lebens zu erstellen, das von dem bösen Wunder dann zerrissen wird – deswegen sind sie dick und voller Abschweifungen. Auch mein Buch über King soll nicht sogleich auf den Tod zu sprechen kommen, sondern erst langsam das Feld bereiten, ehe von ihm die Rede sein wird.

So deutlich, wie es King tut, vom Tod zu reden, heißt gegen seine Allmacht aufbegehren. Dies führt nicht immer zum Erfolg: weder findet der größere Teil von Kings Geschichten ein gutes Ende, noch kann man sie sämtlich als gelungene Werke bezeichnen. In jedem von ihnen aber gibt es jemanden, der mit dem Ungeheuer *kämpft*. Stück um Stück wächst die Zahl dieser Bücher an, wie der Zug der Bremer Stadtmusikanten, und als Motto über jedem könnte deren Trost und Zuruf stehen: »Komm mit uns! Etwas Besseres als den Tod finden wir überall!«

Der Finger aus dem Abfluß

Als das Kratzen anfing, saß Howard Mitla allein in seinem Apartment in Queens, wo er mit seiner Frau lebte. Howard war einer der weniger bekannten vereidigten Buchprüfer in New York.

So beginnt Stephen Kings Geschichte »Der rasende Finger«. Howards Frau Violet, »eine der weniger bekannten Zahnarzthelferinnen in New York«, ist gerade eine Familienpackung Eis kaufen gegangen, im Hintergrund läuft die Quiz-Sendung »Risiko«. Violet mag diese Sendung nicht, vorgeblich, weil der Quizmaster sie an einen dieser heuchlerischen Fernseh-Prediger erinnert, aber in Wahrheit, weil sie die Fragen nicht beantworten kann. Howard dagegen hört noch mit halbem Ohr auf dem Weg vom Wohnzimmer, wie ein glückloser Kandidat den russischen Verrückten, den man in derselben Nacht zu erschießen, erstechen und erwürgen versucht hat, für Lenin hält, und murmelt: »Es war *Rasputin,* Spatzenhirn«. Da läßt sich im Badezimmer ein kleines Geräusch vernehmen, *»Kratz, kratz, kritz-kratz«.* Wahrscheinlich eine Maus. Oder sogar eine Ratte – eine von diesen arroganten New Yorker Großstadtratten. Das Vieh muß verschwinden, bevor Violet zurückkommt, denn Violet hat ein paar Bier getrunken, bevor sie losgezogen ist, und ihr erster Weg in der Wohnung ist garantiert der ins Bad, und wenn sie die Ratte sieht, geht sie durch die Decke. Also muß Howard etwas unternehmen, und zwar gleich. Seufzend macht er sich auf, einen Besen in der Hand.

Die Wanne war leer bis auf die Dusche; der Schlauch lag auf dem Email wie eine tote Schlange.

Das Kratzen hatte aufgehört, als Howard das Licht angemacht und den Raum betreten hatte, aber jetzt fing es wieder an. Hinter ihm. Er drehte sich um, ging drei Schritte auf das Waschbecken zu und hob dabei den Besen.

Die Faust, die er um den Stiel gekrallt hatte, kam bis zur Höhe des Kinns, dann hielt er inne. Howard bewegte sich nicht mehr. Der Kiefer klappte ihm herunter. Hätte er sich in dem zahnpastaverschmierten Spiegel über dem Waschbecken betrachtet, hätte er funkelnde Speichelfäden, fein wie Spinnweben, zwischen seiner Zunge und dem Gaumen sehen können.

Aus dem Abflußloch des Waschbeckens ragte ein Finger.

Der Finger eines Menschen.

Ein Anfang, der für King typisch ist. Das banale tägliche Leben Amerikas, wie jeder es kennt, wird mit Behagen in all seinen Einzelheiten erzählend ausgebreitet. Aber diese Welt, wie sich bald erweist, hat insgeheim ein Loch, eine winzige Perforation wie ein defekter Fahrradschlauch; es gibt versteckte Schwachpunkte im zivilisatorischen Gefüge. Das sind besonders die Schnittstellen des monadischen Individuums mit dem allgemeinen Versorgungsnetz: der Kanalisation, den Wasserleitungen, dem Radio, Fernseher, Telefon. An diesen Stellen tritt zutage, wie die einstige Autarkie des Hauses, dieser Zuflucht des Subjekts, unterwandert worden ist von technischen Zusammenhängen, deren Funktionieren nicht durchschaut und deren Reichweite nicht überblickt werden kann und die also die intimsten Pforten sind, durch die ein feindliches Prinzip hereindringt. Wer weiß schon, wie das Fernsehen seine Farben über tausend Kilometer hinweg erzeugt, wie das Innere des Küchenausgusses auch nur 10 cm unterhalb seines Siebeinsatzes wirklich aussieht? Man denkt nicht mehr daran; das Mißgefühl, das einst, vor gar nicht so langer Zeit, die Installierung dieser dunklen Röhrenwerke und geheimnisvollen Wellengeflechte begleitet hat, ist vergessen. Meine Großmutter und ihre Geschwister fürchteten sich als Kinder noch vor der »Bullerhexe«, die solch unheimlichen Lärm schlug, wenn das Badewasser aus der Wanne abfloß. Und mit welchem Unbehagen hatte noch Adorno darauf reagiert, daß ins moderne Bad, vorgeblich hygienischer, auch die Toilette mit Wasserspülung integriert worden war; dort, sagte er, herrschten in Wahrheit als verdrängte die Fäkalien. Mit untrüglichem Gespür senkt sich in den Händen des Wünschelrutengängers King die Rute und zeigt ausschlagend verborgene Adern an. »Es«, ein Dämon der fäkalischen Unterwelt, verschanzt sich im Abwassersystem der Stadt Derry und kommt von dort zu gegebener Stunde hervor. »Sorry, right number« stellt ein Drehbuch dar, dessen zentrale Figur ein Fernsprecher ist; das Radio spielt eine Rolle als ätherisches Wesen der Ahnung und Warnung; und aus der Spüle kriechen garstige Finger.

So etwas muß einem erst einmal einfallen. Es fällt King indessen nichts ein, was nicht kollektiv gesättigt wäre. Diesen Grad der Verständigtheit zwischen Autor und Publikum hatte es sonst am ehesten beim Theater zu seinen besten Zeiten gegeben: Die außerordentliche Fruchtbarkeit der attischen Tragödie, des spanischen Dramas und des Wiener Volksstücks erklärt sich daraus, daß die Verfasser vieles voraussetzen durften und keine Zeit mit blindem Fundamentieren verloren; daß sie im wesentlichen eine existente öffentliche Kultur zu bedienen hatten. Auch Stephen King weiß, was er seinem Publikum schuldig ist. Zuweilen wendet er sich in seinen Vorworten fast zärtlich an den, den er als »mein Dauerleser« anspricht, und einmal findet sich sogar der wohlige Seufzer: »Thank God for Constant Reader!« Der Dauerleser ist ein schlechter, aber dankbarer Kostverwerter, er hat einen wölfischen Stoffwechsel. Was er liest, schlingt er voll Inbrunst hinunter, und er giert dabei schon nach dem Nächsten. Er wird gewiß auch das neueste Buch kaufen, aber wehe, es gibt kein neuestes Buch! Verrat an seiner Gemeinde wäre es, wollte King langsamer, weniger, »besser« schreiben. Er ist sich darüber im klaren, daß sein Werk Rang niemals durch übergreifende, umfassende Strukturen erreichen wird, die die Zeit suspendieren, sondern, wenn überhaupt, nur, indem es sich dem immer von neuem nachwachsenden Appetit seiner Leserschaft fügt und der Form der Reihe unterwirft. So entstehen in einem guten Jahr (und schlechte Jahre, den gefürchteten »writer's block«, scheint es für King nicht zu geben) zweitausend Druckseiten, oder zwei dicke Romane plus eine Sammlung Kurzgeschichten und noch so dies und jenes – mehr, wie der Rezensent der »Time« mit süffisantem Respekt vermerkte, als die Seitenzahl der King-James-Bibel, die tausend Jahre und viele Dutzend Autoren zu ihrer Entstehung benötigt hat. Ein Schreiben, das mit dem Lesen, ja mit dem Leben schritthält: Es scheint für King ein Vorgang, der sich so ohne Zögern, Einhalt, Anstrengung, ja fast Bewußtsein vollzieht wie die lebenserhaltenden Vorgänge der vegetativen Muskulatur, wie Herzschlag und Atmung. Er sagt davon, im Vorwort zu »The Stand«:

Wenn ich gefragt werde: »Wie schreiben Sie?«, dann antworte ich darauf regelmäßig: »Ein Wort nach dem anderen«, und diese Antwort stößt ebenso regelmäßig auf Unglauben. Aber es ist so. Es hört sich zu einfach an, um wahr zu sein, aber denken Sie an die Chinesische Mauer, wenn Sie wollen: ein Stein nach dem anderen, Mann. Mehr nicht. Ein Stein nach dem anderen. Aber ich habe gelesen, daß man das Scheißding ohne Teleskop aus dem All sehen kann.

Das mag, wenn man die Länge des Werks, die Dicke der Bücher und die Höhe der Auflagen miteinander multipliziert, auf Kings Werk inzwischen auch in einem materiellen Sinn zutreffen. Ein Wort nach dem anderen: Das ist nicht Vermessenheit und auch kein ironisches Understatement, wie wenn etwa Michelangelo auf die Frage, wie er die Sixtinische Kapelle habe ausmalen können, antworten würde: »Mit dem Pinsel«. King hält fast verzweifelt daran fest, daß die Quantität seiner geschriebenen und verkauften Bücher ihre eigene Qualität mit sich bringe und die Chinesische Mauer auf ihre Weise nicht weniger ein Stück bemerkenswerte Architektur darstelle als La Chapelle.

In der Frage »Wie schreiben Sie?« oder, da Schreiben ja mehr oder weniger eine erlernbare Fähigkeit ist, auf den Punkt gebracht: »Woher haben Sie Ihre Einfälle?« schwingt unüberhörbar der Neid mit, der Rechenschaft fordert für den unerklärlichen Bruch, der ihm zwischen der unprätentiösen Gestalt und dem außergewöhnlichen Erfolg des Autors zu liegen scheint. Dill Denbrough, eine von Kings Schriftstellerfiguren, der im Schnitt zweimal pro Woche diese Frage zu hören bekommt, hat sich darauf eine begütigend geheimnistuerische Antwort überlegt: aus dem Unter-Unterbewußtsein kämen sie; denkt sich dabei aber: »Mein Freund, ebensogut könnten Sie mich fragen: ›Wer hat die Löcher in den Käse gemacht?‹« Das hätte ja jeder gekonnt! Zugegeben: unter der Voraussetzung, er wäre Stephen King.

Ganz so, daß er wie eine Katze aus jedem Fenster stürzen und unfehlbar auf den Füßen landen würde, steht es mit Stephen King indessen nicht; der allgemeine Gehalt seiner Einfälle verwirklicht sich in der jeweiligen Form des Buchs keineswegs in einer Art »écriture automatique«. Welchen Anteil der planende Vorsatz bei King hat, sieht man am besten dort, wo er Fehler begeht. Daß im Mittelpunkt von »Es« ein amorphes Wesen steht, das die Gestalt der Angst jedes Einzelnen annehmen kann, schließt ein Allgemeines und ein Besonderes zu einem erstaunlichen Gebilde zusammen; weniger gelungen ist der Brückenschlag bei der Auswahl des Freundeskreises, der sich gegen das Monstrum verbündet, des siebenköpfigen »Clubs der Verlierer«. Hier waltet erkennbar das Prinzip der Repräsentation: 1 Jude, 1 Schwarzer, 1 Asthmatiker (= körperliche Behinderung), 1 künftiger Schriftsteller, der zudem Stotterer ist (= seelische Behinderung), 1 Fettwanst (die Dicken machen derzeit in Amerika Miene, sich als anerkannte Minorität zu etablieren), 1 Spaßvogel, der einzige halbwegs Normale, und 1 Frau, die außerdem noch die peinlichste und größte Randgruppe Amerikas zu vertreten hat, die Armen: ein Kosmos der politischen Korrektheit. (Das politisch Korrekte, man muß es leider sagen, hat sich in Kings jüngsten Büchern noch weiter ausgedehnt; »Das Bild – Rose Madder« hat gar keinen anderen Inhalt mehr und wird in seiner breiten Selbstgerechtigkeit nahezu ungenießbar.) Die Idee des politisch Korrekten ist die Amerika zugängliche Anstrengung einer neuen Gerechtigkeit, nachdem es immer klarer geworden ist, daß die alte, in den Gründungsdokumenten der Union festgeschriebene Formel vom Recht jedes Einzelnen, sein Glück selbst zu finden – »the pursuit of happiness« –, in der Praxis die größte Ungerechtigkeit bedingt. Abhilfe soll geschaffen werden durch den Grundsatz: Jedem das Gleiche – der das Zentrum der Gerechtigkeit, nämlich Jedem das Seine zu geben, verfehlt. Amerikas plumpen Eifer in dieser Hinsicht kann man in jeder Fernsehserie besichtigen, wo die edelste Nebenrolle unfehlbar mit einem Pflichtneger besetzt ist. Das signalisiert: Ein Schwarzer ist *auch* ein Mensch; wobei das *auch* so sehr das Übergewicht erhält, daß er zum Schluß wiederum kein Mensch, sondern vor allem neuerdings ein Schwarzer ist. Heikelste Figur in »Es« ist Stan (der auch als einziger aus dem Club getötet wird). Es wäre lächerlich, davon absehen oder es leugnen zu wollen, *daß* er ein Jude ist, also packt man den Stier bei den Hörnern und ruft ihm gleich scherzend zu, er sei ja auch so ein Christusmörder; und er greift den Scherz auf und vertieft ihn: davon wisse er nichts, das müsse schon sein Vater gewesen sein. Damit gilt er als aufgenommen in den Zirkel. Wie frei man von Vorurteilen ist, muß man beweisen, indem man sie immer wieder als ins Harmlose gewendeten Witz reproduziert, und der Einzelne, dem man so liberal entgegenkommt, wird darüber endgültig zum bloßen Vertreter der Gruppe, gegen den man diese Vorurteile so ostentativ *nicht* hegt. Aus diesem Teufelskreis gibt es kein Entrinnen: und umso behutsamer wird das Thema in Amerika behandelt und verschleiert. Als Reagans Innenminister James Watt verkündete, bei ihm sei die Gleichberechtigung voll realisiert, in seinem Stab säßen eine Frau, ein Schwarzer, ein Jude und ein Krüppel – mußte er gehen. Und dies nicht, weil er sich der Gleichberechtigung widersetzt hätte, er hatte ja ihre Durchsetzung als vollzogene Tatsache gemeldet; sondern weil er seinen Landsleuten unter die Nase rieb, wie sehr ihr Schema der Gerechtigkeit jeden Einzelnen, dem sie erwiesen wird, erniedrigen muß: und das vertrugen sie nicht.

Schund!

Kings Prosa erweckt den Eindruck der Voraussetzungslosigkeit und ist doch ein spätes Produkt, gezeitigt nicht geradewegs, wie es scheinen könnte, von den Kleinstädten Maines, die er beschreibt, sondern von den Seminaren für »Creative Writing« an den neuenglischen Universitäten. Die Einrichtung und ihr Name schon fassen das ganze Dilemma und Elend einer Literatur zusammen, der das einst unwillkürlich erreichte Gleichgewicht von subjektivem Ausdruck und objektivem Gehalt abhanden gekommen ist. Diese beiden Dinge können nur noch als Antinomie erscheinen, die mit einem Gewaltakt zusammengezwungen werden soll: Spontan, kreativ soll das Schreiben sein, aber zugleich lehr- und bewertbar, als Kurs zu belegen unter dem Titel Eh-141. So heißt die Veranstaltung, in der eines von Kings hauchdünn verkleideten Alter Egos, der Schriftsteller Bill Denbrough in »Es«, seine demütigenden Jugend-Erfahrungen sammelt:

Da ist ein armer Junge aus dem Bundesstaat Maine, der dank eines Stipendiums die Universität besucht. Er wollte immer Schriftsteller werden, aber als er dann die Schreibkurse besucht, stellt er fest, daß er sich ohne Kompaß in eine seltsame, beängstigende Welt verirrt hat; dieser Bursche will ein zweiter Updike werden, jener ein zweiter Faulkner; ein Mädchen bewundert Joyce Carol Oates, glaubt aber, daß die Oates aufgrund ihres

Heranwachsens in einer sexistischen Gesellschaft unfähig zur »Reinheit« ist; es selbst werde reinere Werke schreiben, behauptet es.

Da ist ein kleiner Kerl mit dicken Brillengläsern, dessen Sprechen eher ein Murmeln ist. Er schreibt ein Stück mit sieben Personen, von denen jede nur ein Wort sagt; ganz allmählich sollen die Zuschauer begreifen, daß die Personen folgenden Satz zum besten geben: »Krieg ist das Werkzeug der sexistischen Todeshändler.« Das Stück wird vom Universitätslehrer für kreatives Schreiben, Seminar Eh-141, der außer seiner Doktorarbeit vier Gedichtbände bei University Press veröffentlicht hat, mit einer 1 benotet. Es wird von der experimentellen Theatergruppe einstudiert und während des Streiks zur Beendigung des Vietnamkriegs für würdig befunden, als echtes »Guerilla-Theaterstück« aufgeführt zu werden.

Man sieht, es fehlt King nicht an satirischem Humor. Das geschilderte Stück läßt die Misere aller Engagierten Literatur erkennen: das Objektive, die Wahrheit über die Welt, nicht mehr kraft subjektiven Ausdrucks hervorbringen zu können, sondern dekretieren zu müssen. Nicht daß der explizit mitgeteilte Gehalt falsch wäre – das ist er natürlich auch, denn Krieg hat mit Sexismus nicht das Geringste zu schaffen, und die amerikanische Armee (die inzwischen freizügig auch Frauen an die Waffen läßt) hat in Vietnam Männlein wie Weiblein massakriert, wie es sich eben traf, wenn es bloß ein Gook war; nicht daß dieser Gehalt eine Tautologie darstellte – denn was, bitte, soll ein Todeshändler denn ins Werk setzen, wenn nicht Krieg?; nicht die Denkfaulheit und Selbstgefälligkeit solch wohlfeiler Entrüstung, die als Radikalität figuriert: sondern daß das Stück sich den falschen Schein des Sinnlichen zu erschleichen sucht, daß es die leibhaftige Gegenwart der Bühne zur Drapierung seiner dürftigen Deklamation benutzt, daß seine Abstraktheit an den Körpern und Stimmbändern der Schauspieler schmarotzen will – das macht es zu einem so dreisten wie verzweifelten Schwindel.

Politische Literatur beansprucht, über das Allgemeine zu verfügen (und zwar *direkt*), während sie tatsächlich von ihm entmächtigt ist: von ihrem Gehalt her, da sie nichts anderes vermag, als es unvermittelt ein zweites Mal zu produzieren (woran die Anführungszeichen der Empörung, in die sie es setzt, nichts ändern); und in ihrer Wirkung, da sie im großen Gebäude des Systems eine kleine Nische des Protests eingeräumt bekommen hat. Die amerikanische Gesellschaft in ihrer weitverzweigten Großmut finanziert den Vietnamkrieg *und* die Studententheater, die dagegen protestieren: so geraten sie zu einer träumerischen zweiten Stimme über dem sonoren Chor der Einmütigkeit. *Dagegen* begehrt Bill auf:

Die Augen der ganzen Klasse sind auf Bill Denbrough gerichtet. Deutlich artikuliert, ohne zu stottern (er stottert seit mehr als fünf Jahren nicht mehr), sagt er: »Ich verstehe das überhaupt nicht. Ich verstehe nichts *von alledem. Warum muß eine Geschichte politisch oder sozial oder kulturell motiviert sein? Sind das nicht ganz natürliche Bestandteile jeder gut erzählten Geschichte? Ich meine ...« Er blickt in die Runde, sieht feindselige Augenpaare und erkennt niedergeschlagen, daß sie in seiner Äußerung einen Angriff sehen – möglicherweise den Angriff eines geheimen sexistischen Todeshändlers in ihrer Mitte. »Ich meine ... kann eine Geschichte nicht einfach eine* Geschichte *sein?«*

Niemand erwidert etwas darauf. Schweigen breitet sich aus. Er steht da und blickt von einem kühlen Augenpaar zum anderen. Das blasse Mädchen stößt Rauchwolken aus und drückt seine Zigarette im Aschenbecher aus.

Schließlich sagt der Lehrer sehr sanft wie zu einem Kind, das einen unerklärlichen Wutanfall hat: »Glauben Sie, daß William Faulkner einfach Geschichten *erzählte? Glauben Sie, daß Shakespeare nur daran interessiert war,* Geld *zu verdienen? Los, Bill. Sagen Sie uns Ihre Meinung!«*

»Ich glaube, daß das, was Sie soeben gesagt haben, sehr nahe an die Wahrheit herankommt«, erklärt Bill, und an den Augen der anderen Kursteilnehmer kann er ablesen, daß sie ihn verdammen.

»Ich würde sagen«, äußert der Lehrer, mit seinem Federhalter spielend und mit halb geschlossenen Augen nachsichtig lächelnd, »daß Sie noch eine ganze Menge lernen müssen.«

Der Beifall setzt irgendwo in den hinteren Reihen ein.

Das Wichtigste an Bills stammelndem Beitrag geht beinahe, wie es der Sache auch angemessen ist, unter: daß das Allgemeine, von dem die legitime Geschichte ihre Rechtfertigung empfängt, ihr natürlich unwillkürlich bleiben muß – der »natürliche Bestandteil«, von dem der Schriftsteller sich so wenig Rechenschaft gibt wie der Mensch als Gattungswesen von der Tätigkeit seines Herzens (was ja nicht heißen muß, daß er dessen Schlag nicht spürte). Dennoch verhalten sich Besonderes und Allgemeines hier freilich nicht ganz so unschuldig zueinander: sondern der Trotz ist die Grundfigur dieser Naivität; sie führt sich selbst als solche vor und hört darüber, wie nicht anders möglich, auf, Naivität zu sein. Und so vollkommen unberechtigt ist die Reaktion des Lehrers darum nicht. Aber diesen reitet ein böser Geist, daß er die Rede aufs *Geld* bringt, von dem Bill ja überhaupt nicht gesprochen hatte; und damit benennt er den realen Vermittler zwischen dem Besonderen und dem Allgemeinen, und zwar merkwürdigerweise so, daß er zwei Vorwürfe miteinander koppelt: den des *bloß* Individuellen, der »Geschichte«, mit dem des promiskuös Allgemeinen, des Geldes, womit sie sich bezahlen lasse. Die Frage beschäftigt ihn überhaupt nicht, wie diese zwei voneinander doch völlig abgewandten Dinge denn eigentlich zusammenkommen sollen: und wer für das, was ein Anderer da ganz privat für sich ausgeheckt hat, sein gutes Geld auf den Tisch zu blättern bereit sein könnte. Er ahnt aber den Zusammenhang als den, den er leugnen muß: daß tatsächlich der Einzelne vorab, ehe er sich zu etwas Bestimmtem entschließt, schon auf dieses einheitliche Maß des Leben- und Leistenmüssens gebracht worden ist; daß das Geld, von noch viel tieferer Allgemeingültigkeit als die engagierteste Literatur, noch das Lebensmuster des schrulligen Eremiten bestimmt; und daß demgegenüber jedes Pathos so hohl, jeder Protest so vergeblich bleibt wie die Dramen und Gedichte, die in Creative Writing entstehen.

Dem, der gegen diesen Zustand rebelliert, bleibt kein anderer Weg, als ihn zunächst recht deutlich zu machen und dem Geld die Ehre zu erweisen, die ihm faktisch zukommt, je krasser, desto besser.

Eine Woche später gibt der Lehrer ihm die Geschichte zurück. Über den Titel ist eine 6 geschmiert, und darunter steht in Großbuchstaben SCHUND. Bill nimmt die fünfzehn Manuskriptseiten zum Ofen und macht die Tür auf. Er ist kurz davor, sie ins Feuer zu werfen, als ihm bewußt wird, wie albern sein Handeln ist. Er setzt sich auf seinen Schaukelstuhl, betrachtet ein Plakat der Grateful Dead und fängt an zu lachen. Schund? Prima! Soll es eben Schund sein!

Er tippt die Titelseite noch einmal neu, auf der das vernichtende Urteil des Lehrers ist, und schickt sie an ein Herrenmagazin mit dem Titel »White Tie« (obwohl es nach allem, was Bill sehen kann, zutreffender »Nackte Mädchen, die wie Drogensüchtige aussehen« heißen müßte). Aber in seiner zerlesenen Ausgabe von »Writer's Market« steht, daß sie Horrorgeschichten kaufen, und die beiden Ausgaben, die er sich im Tante-Emma-Laden gekauft hat, enthielten tatsächlich vier Horrorgeschichten zwischen nackten Mädchen und Anzeigen für schmutzige Filme und Potenzpillen. Eine, von einem Mann namens Dennis Etchison, ist sogar ziemlich gut.

Er schickt »The Dark« ohne große Hoffnungen – er hat schon viele Geschichten an Magazine geschickt und immer nur Ablehnungsschreiben erhalten – und ist fassungslos und hocherfreut, als der Literaturredakteur von »White Tie« sie für zweihundert Dollar, zahlbar bei Erscheinen, kauft. Sein Stellvertreter fügt einen kurzen Brief bei und bezeichnet sie als die »verdammt beste Horrorstory seit Bradburys ›The Jar‹«. Er fügt hinzu: »Zu

dumm, daß nur schätzungsweise siebzig Leute in diesem Land sie lesen werden.« Aber das ist Bill Denbrough einerlei. Zweihundert Dollar!

Bill geht es noch im rechten Augenblick auf, daß die Notenbewertung sich von der Geldbewertung nur durch ihre größere Unwahrhaftigkeit unterscheidet: Beide sind ein Kontinuum aus Zahlen, das alles gleichnamig macht; aber die Noten setzen den Wert willkürlich an, wogegen der Geldeswert sich durch seine edle Unwillkürlichkeit auszeichnet. Wer ihn zuspricht, tut dies auf das Risiko des Irrtums hin, der sich als sein Verlust rächen wird. Der Lehrer mag im Affekt eine 6 aufs Papier knallen und ungeschoren davonkommen; ein Herausgeber wird es zu büßen haben, wenn er seine Autoren überzahlt. Es ist ein emanzipatorischer Akt, der ihn zum Schriftsteller befreit, als Bill an die Tür seines Creative-Writing-Lehrers den Brief des Porno-Redakteurs heftet und dazusetzt: »Ich würde sagen, daß Sie noch eine ganze Menge lernen müssen.«

In der Tat. Goethe durfte noch überlegen lächeln, obwohl vielleicht ein wenig säuerlich, als sein Schwager Vulpius ihm den guten Rat erteilte, statt eines Ladenhüters wie die Wahlverwandtschaften doch auch einmal ein Buch wie den »Rinaldo Rinaldini« zu schreiben, das ginge bestimmt besser. An Stephen King jedoch läßt sich der innige Zusammenhang erkennen, der zwischen Literatur und ökonomischem Erfolg besteht. Die naive Unschuldsmiene der »Geschichte«, scheinbar sich unter alles hinabduckend, was Literatur heißt: auf einmal, wenn das Geld kommt, erblüht sie wie das häßliche junge Entlein zum Schwan. Die Verbindung von Kings Schreibweise mit den mutmaßlich dreistelligen Millionenbeträgen, die er damit verdient hat, läßt sich mit der rezeptionsgeschichtlichen Methode gar nicht erfassen, denn diese denkt in den Mustern einfacher Feedback-Schleifen und weiß nichts von der Sinnlichkeit des Geldes, von der Brecht spricht. Doch helfen erotische Parallelen: ein erfolgloser Stephen King wäre etwas in sich so Widerspruchsvolles wie ein Don Juan, der bei den Frauen nichts ausrichtet; es höbe seinen Begriff auf. Wie bei Don Juan, so gilt auch für Stephen King, daß jegliche Zahl nur Abbreviatur für Unendlich ist: 1003 Frauen, die Leporello erwähnt, das heißt alle Frauen; und 100 000 000 verkaufte Bücher, das bedeutet alle Amerikaner, ja die Menschheit. Es hört auf, eine Zahl zu sein, und schlägt um in eine Stimme vom Himmel, die verkündet: »Dieses ist mein geliebter Sohn, an dem ich mein Wohlgefallen habe.«

Stephen King wird, das darf wohl als gesichert gelten, niemals den Literatur-Nobelpreis erhalten. Das ist vielleicht seine sympathischste Eigenschaft. Böll hat ihn bekommen, Updike, der andere Neuengländer, wird ihn voraussichtlich bekommen – jedenfalls gibt es jedes Jahr Unmut, daß er ihn wieder nicht gekriegt hat. Von Böll hat King, vermutlich ohne ihn näher zu kennen, durchaus das Nötige gesagt: In »The Stand« beklagt sich eine vernachlässigte Ehefrau über ihren Gatten, der am Frühstückstisch, statt mit ihr zu sprechen, liest, und zwar nicht bloß tiefsinnige Dinge, sondern etwas »definitiv vor Bedeutung Triefendes«, nämlich Milton, Camus, Böll. Nun mag man finden, daß Böll in dieser Gesellschaft des Tiefsinns eigentlich nichts zu suchen hat; aber bei aller seiner Seichtigkeit schafft er es doch, die Lektüre mit der Hefe der Unlust zu durchsäuern, also das Lesen zum kulturellen Verdienst zu machen: So kann auch ein Böll auf derselben geehrten Stufe stehen wie ein unbestreitbar schwieriger Autor, der er ja nicht eigentlich ist; das intellektuelle Leichtgewicht hat sich Blei in die Sohlen genäht und besteht darum vor dem Preis-Komitee so gut wie einer, der in corpore wiegt. (Wer diese Formulierung zu hart findet, dem sei die Neulektüre von »Billard um halb zehn« empfohlen.) Wenn Stephen King jemals einen Nobelpreis gewinnen sollte, dann müßte er nach dem Muster des Friedens-Nobelpreises gemodelt sein: nämlich als Auszeichnung für eine Qualität, die sich anders als in ihrer Wirkung nicht kundtun kann. Dann allerdings, das sei zugegeben, wäre ein solcher Preis, der den erzielten kommerziellen Erfolg lediglich oscarhaft verdoppelt, überflüssig. Und doch: soll einer, der so viel besser ist als Böll, nur aus dem Grund leer ausgehen, weil er leichter verträglich ist und seinen Lesern kein Sodbrennen erzeugt? Zum Frieden allerdings erziehen Kings Bücher wohl nicht; der Preis, der seiner würdig wäre, ist einstweilen nicht erfunden.

Welche Stellung hat der Schriftsteller in der Gesellschaft einzunehmen? King ordnet ihn eindeutig der produzierenden, nicht der distribuierenden Sphäre zu, von Auseinandersetzungen mit der literarischen Tradition hält er nichts. Ein Genre ist ein Genre; die Art, wie z. B. Thomas Pynchon damit herumspielt und es »literarisiert«, kann einem Autor vom Schlage Kings nur verdächtig und unseriös erscheinen, etwa wie einem Maurer ein Immobilienmakler. Für King steht die Erfindung, *inventio,* im Mittelpunkt; sie hat der Autor gefälligst für sich selbst zu besorgen. Was als das Vulgäre, das Smarte, das Eingängige an Stephen King erscheint, umschließt in Wahrheit diesen Kern seines literarischen Stolzes: der Autor soll fähig sein, den Leser in einem Grad zu fesseln, daß er den Autor vergißt und sich der Geschichte anvertraut. Horaz' Prinzip des »Ars lateat« – die Kunst soll verborgen bleiben –, von diesem wenig einfallsreichen Dichter gewiß rein formal gemeint, ist hier konsequent aufs Inhaltliche bezogen, so selbstbewußt wie demütig. »Wichtig ist bei allem, daß man etwas zu *sagen* habe: Oh, damit kommt man weit!« – diesem Satz Schopenhauers würde King nicht zögern zuzustimmen. Gegen einige seiner Romane ist der Vorwurf des »Overwriting« erhoben worden, und nicht ganz zu Unrecht: Oft genug hat er in ihnen dem Pigment seines Einfalls eine Überdosis Bindemittel zugesetzt, um eine möglichst große Fläche damit zu bestreichen; hier kann der Pinsel nicht mehr ganz decken. Das Ungroßmütige dieses Verfahrens springt bei

»The Stand« ins Auge, einem Roman, der die Geschichte »Nächtliche Brandung« – »Night Surf« – eine Grippe-Epidemie entvölkert die Erde und läßt bloß einen kleinen zusammengewürfelten Haufen am Leben – auf rund das Hundertfache dehnt: das ist entschieden zuviel. Das Buch macht den Eindruck, als läge ihm ein verzweifeltes Kalkül zugrunde, das mit etwas haushalten will, das allzu leicht ausgehen könnte. Mit umso größerem Vergnügen liest man die früheren Kurzgeschichten in ihrer Verschwendung von Ideen. Sie muß den späteren Erfolgsautor erschreckt und gereut haben: denn hätte sich nicht aus beinahe jeder der Geschichten in »Nachtschicht« – »Night Shift« ein ausgewachsener Roman herausspinnen lassen? Wie reich war er damals, daß er es sich leisten konnte, seine Einfälle auf zehn Seiten abzumachen! Das soll nicht heißen, daß King als Romanautor nichts taugte, im Gegenteil: Seine guten Romane, »Es«, »Carrie«, »Friedhof der Kuscheltiere«, sind in ihrer Qualität vom Umfang nicht abzulösen. Und von »Shining« ließe sich sagen, daß seine Länge es ist, was seine Qualität erst hervorbringt, ja das Buch zu »Literatur« macht, indem die Anspannung aufs Ende zu durch die Qual der Kleinfamilie hindurchgehen muß, die, als ein Zustand, der sich nur als ausgedehnter erfassen läßt, auch den eiligen Leser auf der Seite festhält. (Der schwächere Schluß ist knapper.) Stephen King kommt einem in diesem und noch in ein paar anderen Büchern vor wie ein alter Haudegen, der wegen Tapferkeit vor dem Feinde in den Adelsstand erhoben worden ist, den sein handfestes Gewerbe verachtet. Wieviel King auch in seinen Kurzgeschichten riskiert und wie sehr er von der Gnade seiner Einfälle lebt, ersieht man, wenn man die zwei thematisch verwandten Geschichten »Quitter's Inc.« und »The ten o'clock people« vergleicht: Daß es in jedermanns Leben etwas geben muß, was den anscheinend unbezwinglichen Impuls, zu rauchen, überwiegt, und daß darum eine erfolgreiche Entziehungskur auf eine Erpressung hinausläuft, die Ehefrau und Kinder des Rauchers trifft – wie fruchtbar ist dieser Einfall und wie heillos der andere, daß gerade jene Bewohner des Zwischenreichs, die das Rauchen noch nicht ganz aufgegeben haben und täglich zwischen fünf und zehn Zigaretten konsumieren, bestimmt sein könnten, die Welt zu erretten! Man muß gekostet haben, wie schlecht Kings schlechteste Geschichten sind, um die Qualität seiner guten zu ermessen. Vielleicht wird eine spätere Zeit, der für die heutige Atem und Geduld ausgeht (wie es im Mittelalter im Verhältnis zur Antike der Fall war), nur noch einige Kurzgeschichten von King überliefern, und vielleicht wird sie auf diese Weise sogar sein Bestes transportieren. Wenn hier dennoch vor allem die Romane betrachtet werden sollen, dann deswegen, weil sie die härtere Probe auf jenes Exempel bedeuten, das King selbst in einem seiner Vorworte (zu »Night Shift«) gesetzt hat:

Mein ganzes Leben als Schriftsteller bin ich immer von einem überzeugt gewesen: In der Fiktion muß die Geschichte selbst so gut sein, daß sie alle anderen Qualitäten des Autors in den Schatten stellt; Charakterisierung, Stil, Thema, Stimmung, das alles bedeutet nichts, wenn die Geschichte langweilig ist. Und wenn die Geschichte fesselt, kann der Leser alles andere verzeihen.

Das ist gesagt wie: In der Ehe kommt es nicht aufs Geld, nicht auf die Ähnlichkeiten der Ansichten, nicht auf gemeinsame Interessen an, sondern auf die Liebe.

Alle Einwände, die sich gegen die schriftstellerische Kunst Stephen Kings richten, werden notwendig immer ein Ziel ins Auge fassen: seine Banalität. Was aber soll das heißen, ein Schriftsteller sei »banal«? Es heißt wohl zunächst, daß das, was er wiedergibt, banal ist. Den vorgefundenen Stoff farbiger, als er ist, zu gestalten, wäre unredlich; die Forderung, ihm etwas »Interessantes« abzugewinnen, frivol; also wie kann es eine Literatur des Banalen geben? Die auf der Hand liegende Antwort ist »Balzac«: ein Autor, der, namentlich im Geltungsbereich des sozialistischen Realismus, aber auch sonst, länger als verbindlich galt, als es sowohl ihm als auch der Literatur gut tun konnte. Balzac oder Als der Kapitalismus noch malerisch war – solche Nostalgie hilft offenbar nicht weiter. Balzacs Stil haftet an den Unebenheiten des neuen Wirtschaftssystems wie bei den Malbüchern, bei denen ein Teil der Fläche unsichtbar aufgerauht ist, und wenn man mit dem Bleistift darüberfährt, ergibt sich ein Bild. Aber wenn alles glatt geht? Schon Balzac war in seiner Zeit eine heroische Ausnahme und hatte mit einem verfrühten Tod dafür zu zahlen. Auf die Dauer kann es keine malerische Darstellung des Banalen geben, sondern man muß sehen, wie man es sonst zur Deutlichkeit veranlaßt – jedenfalls nicht mehr durch die stilistische Differenz zum Dargestellten und am ehesten in einer Form, die ihm fatal ähnlich sehen wird.

Wer vom modernen alltäglichen Leben spricht, wird es also »richtig verzeichnen« müssen, wie Karl Kraus gesagt hat, der die Pein, daß Literatur sich nicht über die ihr zugrundeliegende Erfahrung erheben dürfe, schmerzlich scharf empfand: Er muß es registrieren (verzeichnen 1), und er muß es verzerrend erkennbar machen (verzeichnen 2). Kings gutartiger Charakter mag mehr zu 1) neigen; die Tatsache, daß es Amerika ist, das er zu vertreten hat, führt ihn schließlich doch in 2) hinein. Amerika, das zwischen dem großen Ganzen und dem individuellen Glück im Eigenheim keine Zwischenstufen kennt, zwingt einen Autor zu ungeheuren Wagnissen der Banalität.

»Mein Gott, du siehst gut aus«, sagte Ben. In dieser Spitalswelt von blassem Weiß und anämischem Grün sah Susan Norton tatsächlich sehr gut aus. Sie trug eine hellgelbe Bluse mit schwarzen Streifen und einen kurzen blauen Jeansrock.

Oder:

»Ja, ich hab' Angst«, sagte Ben. »Aber ich koche auch vor Wut. Ich habe ein Mädchen verloren, das ich sehr gern hatte. Ich glaube, ich habe sie geliebt. Wir beide haben Jimmy verloren. Du hast Vater und Mutter verloren. Sie liegen in eurem Wohnzimmer unter dem Überwurf der Couch.« (Beide Zitate aus »Brennen muß Salem«)

Was hält man von diesen Beschreibungen und Dialogen? Schwerlich tun sie dem Dargestellten Gewalt an. So sehen die musterhaften Cheerleader aus, über die damit, daß die »sehr gut« aussehen, wirklich auch das Nötige gesagt ist; das Weitere läßt sich durch Textilien abtönen. Und was könnte einer dem Faktum, daß Vater und Mutter gestorben sind, noch hinzufügen? Hilfloses Geschwätz, das hier zum Glück durch einen Couch-Überwurf gedämpft wird. Die Grimmschen Märchen lassen es gleichfalls bei solch knappen Auskünften bewenden. Die Beschränkung ist erkennbar die des Autors; aber die Redseligkeit gewönne kaum etwas hinzu. Sollte der Autor denn nicht wenigstens zu der Beschränktheit, mit der er es zu tun bekommt, sich absichtsvoll verhalten, sie bewußt gestalten? Das wirft das Problem des Unbewußten in ganz veränderter Weise auf. Schriftsteller des Unbewußten zu sein, das dürfte heute, nach einem Jahrhundert Tiefenpsychologie, keine lohnende Beschäftigung mehr sein: Aber wie steht es mit den unbewußten Schriftstellern?

Nun ist King ein Autor, der seine Wirkungen sehr zielgenau erreicht. Auf diese Wirkungen ist er erpicht, auf sie hin wird das Skelett seiner dickleibigen Bücher ausgelegt; was sich daran aber als ihr Fleisch hängt, das ist etwas ganz anderes, das ist ein Kosmos aus Anschauungen, Wünschen und Redeweisen, die fast erklingen wie ein Volkslied. Dieser Kolumbus der Literatur hat sich aufgemacht, um das Indien des Horrors zu finden, und was er entdeckt ist – Amerika. Von seiner Treffsicherheit in diesem Punkt scheint er wenig zu wissen. Ist Kolumbus darum kein Entdecker? Ist Stephen King nur »interessant« in der Weise, wie für die sozialgeschichtliche Literaturwissenschaft schlechterdings alles interessant ist, was ihr Aufschluß gibt, es sei gut oder schlecht geschrieben? (Und besser schlecht als gut, denn dann bleiben dem Dokument die persönlichen Verunreinigungen erspart, die ein eigenwilliger Autor immer in sein Zeugnis einträgt.) Ist King ein verdienstloser Autor? Beziehungsweise, wäre es nicht auch ein Verdienst, dem verdienstlos Existenten Ausdruck verliehen zu haben – höher vielleicht, als sich selbst?

King taucht unter diesen Fragen weg und kommt an ganz anderer Stelle wieder zum Vorschein. Oft besitzen die Protagonisten seiner Romane Sonderbegabungen, von denen sie gezeichnet und gefährdet werden wie von einer göttlichen Fallsucht: der Hellseher mit schwerer Migräne in »Dead Zone«, die Feuerkinder Charlie und Carrie, Danny, der Junge mit dem »Shining« – und die Schriftsteller. Sie alle haben sich ihr Los nicht eigentlich ausgesucht, sie sind dazu erwählt worden, damit sie dem Ganzen ihrer Gemeinschaft nützen, dem Schamanen eines Stammes oder dem Medium bei einer Séance vergleichbar: Mundstücke, in einer besonderen Rolle zwar, aber doch ohne Gedanken daran, daß dies ein persönliches Verdienst sein könnte. Einen trifft's, und wenn Jonas sich weigert, der Stadt Ninive zu predigen, schickt Gott ihm einen Walfisch auf den Hals, um ihn gefügig zu machen, bis er endlich einwilligt, Prophet zu sein. Allzu leichtsinnig hatten frühere Dichter den Titel eines Vates, eines Sehers, für sich persönlich in Anspruch genommen; es ist eher ein Fluch als ein Segen, und jedenfalls nichts, worauf man sich etwas einzubilden hätte. Geradezu manisch hält King daran fest, daß er, obschon Schriftsteller des Grauenhaften, ein ganz normaler Mensch sei – davon zeugen seine innigen Widmungen und die ein wenig langatmigen Vorworte, deren lockerer Ton nahezu verzweifelt vor allem eines signalisiert: »I'm not going to put on airs.« Diese Bescheidenheit ist nichts weniger als Heuchelei; sie ist die Anstrengung des zungenredenden Epileptikers, die heilige Scheu, die seine Mitmenschen von ihm trennt, zu überwinden und trotz alles ihn umwehenden Unheimlichen als Mensch und Amerikaner (was für einen Amerikaner immer ungefähr auf dasselbe hinausläuft) ein Privatleben zu führen. Wenn King so häufig Schriftsteller als Figuren einführt, dann handelt es sich nicht um Künstlerromane, sondern seine Schriftsteller-Helden gleichen ahnungslosen Blitzableitern, die nicht wissen, wie ihnen geschieht, wenn es plötzlich in sie einschlägt. Sie sind die Opfer ihrer Gaben – sei es, daß in »Stark« das angenommene Pseudonym sich gegen seinen Träger bedrohlich verselbständigt, sei es, daß in »Shining« die Demütigung, als Schriftsteller dennoch von etwas leben zu müssen, zu der fatalen Hausmeisterstelle in dem eingeschneiten Berghotel führt. Der Schriftsteller bei Stephen King ist jemand, der es nicht von sich weist, sich mit Bier zu betrinken. King deutet das, mit bescheidenem Stolz, von sich selbst an, und für die schreibenden Helden seiner Romane wird es zum Schiboleth, ob sie noch zu den Leuten gehören oder im Elfenbeinturm verschwinden: Lauernd bietet der prospektive Schwiegervater in »Brennen muß Salem« dem Schriftsteller Ben Mease ein Bier an, um zu sehen, ob er sein kostbares Bewußtsein von dieser Brühe besudeln lassen wird, und er ist akzeptiert, als er die zugeworfene Dose lässig auffängt und öffnet. Schreiben, Hellsehen und ähnliche Fähigkeiten sind kein Vergnügen, sie stoßen einem zu, verursachen Schmerzen und Schwierigkeiten und, als wäre das noch nicht genug, auch eine besondere Verantwortung, sie zeichnen aus, aber kaum anders als ein besonders auffallendes Muttermal.

Grauen, Humor und Wahnsinn

Louis Creed, der Protagonist in »Pet Sematary« (mit ungeschickter Wörtlichkeit als »Friedhof der Kuscheltiere« ins Deutsche übersetzt) ist mit seiner Frau, zwei Kindern und dem Familienkater Churchill frisch ins ländliche Maine zugezogen, an eine verkehrsreiche Landstraße allerdings und in die Nähe des titelgebenden eigentümlichen Tierfriedhofs. Der Kater wird überfahren und beerdigt; kurz danach aber kehrt er, obwohl er definitiv nicht mehr lebendig war, wieder zurück, immer noch derselbe, bloß etwas komisch in seinem Benehmen, merkwürdig riechend und »ein bißchen tot«, wie Louis' Tochter es ausdrückt. Dann wird sein kleiner Sohn Gage von einem Truck erfaßt und getötet. Ehe nun die Geschichte ihrem schaurigen Höhepunkt entgegenstrebt und Louis sich an den gräßlichen Plan macht, auch Gage zurückzuholen, halten er und King ein letztes Mal inne, um sich zu besinnen.

Die Ansicht, es gäbe irgendwelche Grenzen für das Grauen, das der menschliche Geist zu fassen vermag, ist vermutlich irrig. Im Gegenteil: es sieht so aus, als stellte sich, wenn die Dunkelheit tiefer und tiefer wird, ein Steigerungseffekt ein – die menschliche Erfahrung neigt, so ungern man es auch zugeben mag, in vieler Hinsicht zu der Vorstellung, daß, wenn der Alptraum schwarz genug ist, Grauen weiteres Grauen hervorbringt, ein zufälliges Unglück weitere, oft vorsätzliche Unglücke zeugt, bis schließlich die Schwärze alles zudeckt. Und die erschreckendste Frage dürfte sein, wieviel Grauen der menschliche Geist zu ertragen vermag, ohne seine wache, offene, unverminderte Gesundheit einzubüßen. Daß solchen Ereignissen eine eigene Komik innewohnt, versteht sich fast von selbst. Von einem bestimmten Punkt an wird alles fast komisch, und das kann der Punkt sein, an dem die geistige Gesundheit entweder obsiegt oder sich biegt und zusammenbricht, der Punkt, an dem sich der Sinn eines Menschen für Humor wieder durchzusetzen beginnt.

Grauen, Erfahrung und Humor sind auf das bemerkenswerteste zusammengekoppelt. Erfahrung meint die Kontinuität des Subjekts, und dieses wird von der Übermacht des Grauens bedroht. »Grauen« bedeutet dabei zweierlei, sowohl die äußeren Geschehnisse als auch die davon ausgelösten inneren Reaktionen; im Moment des Diskontinuierlichen vereinigen sich das Unglück und das Unerklärliche (auch sie als *eine* Qualität gedacht) mit dem entsprechenden Affekt. In diesem Augenblick ist es dem Subjekt nicht mehr möglich, weiterzumachen wie bisher, die gewohnte gerade Straße ist ihm verrannt. Aber dafür tut sich ihm ein Scheideweg auf: Nach der einen Seite die Abdankung, der persönliche Bankrott, ohne Zeremoniell sofort zu haben. Das ist der Wahnsinn, das Naheliegende und die Gefahr, eine fast unwiderstehliche Anwandlung wie ein Krampf oder ein Brechreiz und wie diese durch einen Willensakt niederzuringen. Nach der anderen Seite führt der Humor, der die Komik des Grauens sieht – diese beiden Wörter heben sich im Text hervor wie rettende Leuchttürme. Humor kann hier nichts anderes bedeuten, als daß die Unterbrechung des Gewohnten, die durch das Grauen ohnehin eingetreten ist, nicht bloß als die tödliche Bedrohung des Subjekts erscheint, dem es die Archive der Erfahrung zersprengt, sondern als die einmalige Gelegenheit, vom Zwang des Zusammenhangs loszukommen, in dem das Subjekt sich überhaupt erst konstituiert. Stephen King spricht von der »geistigen Gesundheit«, die auf diese Weise zurückgewonnen werde, faßt die humoristische Selbstaufgabe des Subjekts also als Gegenmittel zu der dauerhaften Zerstörung durch den Wahnsinn, eine Art Schutzimpfung, die in kleinen Mengen das Virus einläßt, um gegen den Ausbruch der Krankheit im Großen zu wappnen. In jedem Fall jedoch sind Humor und Wahnsinn analog, sie konvergieren in einer Heiterkeit, die man eigentlich nur unverantwortlich nennen kann, da sie von den Wirkungszusammenhängen der Welt Urlaub nimmt.

Der Humor Stephen Kings bestätigt stets das real Einzelne – aber nicht in jener trostlos wehmütigen Weise, die so kennzeichnend ist für den Realismus im 19. Jahrhundert, für den Humor hieß, sich in eine unüberwindliche Enge fügen so gut es gehen mochte; sondern indem das Einzelne in so grellem Licht als eben dies erscheint, daß es sich selbst ad absurdum führt. Das zieht sich nachlässig durch bis in Kleinigkeiten.

»Wenn ich einen Fünfer für jeden Slip bekommen würde, den ich aus einer Ecke gefischt und richtig herumgekrempelt habe«, sagte ihre Mutter, »könnte ich mir das Gaswerk von Cleveland kaufen.« Das war der Lieblingsspruch ihrer Mutter gewesen, und Jessie überlegte sich erst jetzt, daß keiner sie je gefragt hatte, **warum** ***sie das Gaswerk von Cleveland überhaupt wollte.***

In der Tat, warum? Warum nicht lieber die Wasserwerke von Cincinnati? Diese Art von Humor hat tiefe Wurzeln in Amerika. Sie bildet den Kernbestand des Wirkens von Woody Allen, der sich explizit auf die Rolle des Neurotikers festgelegt hat, d. h. auf die Individuation in ihrer zur Heillosigkeit ausgeprägten Gestalt. »Was mich interessiert: ob es einen Himmel gibt, und wenn ja, ob man dort Zwanzig-Dollar-Scheine wechseln kann« – so etwas ist auf die Dauer ermüdend. Kings Humor dagegen führt über das Bloß-Einzelne immer einen kleinen Schritt weit hinaus.

Rom war auch nicht an einem Tag erbaut worden. Und auch nicht Akron, Ohio, was das betraf.

Die Entdeckung Amerikas und der endgültige Nachweis, daß die Erde keine Scheibe ist, fielen annähernd zusammen; Rom mußte damals seine Mittelpunktsstellung aufgeben, die ihm nach älterer Auffassung zukam. Auf einer Kugel gibt es keinen Mittelpunkt, Herz oder Arsch der Welt werden zu relativen Orten, abhängig vom Standpunkt des Betrachters; und also kann ebensogut Akron, Ohio, Paradigma des Sprichworts werden. Unter dieser Voraussetzung ist auch irgendeine kleine Stadt in Maine nicht schlechter zum Leben als sonst ein Ort. So läßt King von den Klappentexten seiner Bücher verlauten: »He lives and writes in Bangor, Me., where he feels he belongs.«

Der Genius loci wird in Amerika zum eigensinnig strampelnden Kobold, zumal hier nicht, wie in Europa, die Namen allmählich einwurzeln wie die Bäume und Natur scheinen können, sondern nachfühlbar *gegeben* worden sind. In der Kurzgeschichte »Verdammt gute Band haben die hier« stößt ein junges Paar inmitten der Wildnis auf eine Ortstafel, die verkündet: »Rock and Roll Heaven, Ore.«

»Das muß ein Witz sein«, wiederholte sie.

»Vielleicht auch nicht.«

»Eine Stadt namens Rock and Roll Heaven. Ich bitte dich, Clark.«

»Warum nicht? Es gibt Truth or Consequences, New Mexiko, Dry Shark, Nevada, und in Pennsylvania einen Ort namens Intercourse – Geschlechtsverkehr. Warum also nicht ein Rock and Roll Heaven in Oregon?«

Sie lachte übermütig. Das Gefühl der Erleichterung war unglaublich.

»Das hast du erfunden.«

»Was?«

»Intercourse, Pennsylvania.«

»Nein. Ralph Ginzburg hat einmal versucht, eine Zeitschrift mit dem

Titel ›Eros‹ von dort auszuliefern. Wegen dem Poststempel. Das FBI hat ihn nicht gelassen. Ich schwöre. [...]

Die bloße Tatsache, daß jeder Punkt auf der Landkarte partout seinen eigenen Namen führen will, ist für Stephen King schon ein Humorelement. Ein Ort, der Geschlechtsverkehr heißt – die Willkür, die in allen Namen steckt, ist in Amerika noch frisch und aufreizend, und daß sie so nackt und lächerlich zutagetritt, verschafft, wenigstens auf einen Augenblick, den beiden Protagonisten in einer immer sinistrer werdenden Situation die Erlösung von der bösen, unwidersprechlichen Besonderheit des Orts, der sie einsaugt.

Ein besonders fruchtbares Feld, auf dem sich zu betätigen dem Kingschen Humor reizvoll erscheinen muß, ist das Himmelreich samt seinem Herrn, Gott. In ihnen müssen das Allgemeine und das Besondere Versöhnung gefunden haben, oder sie finden nicht statt. Die Figuren Stephen Kings, die in Krisenaugenblicken immer wieder auf den Gedanken gelenkt werden, Gott müsse ein Sadist sein, und ihn als Hurensohn beschimpfen, haben dafür ein entwickeltes Gespür. In dem Maß, wie Gott und Himmel Konkretion annehmen, fallen sie der Unvollkommenheit zum Opfer; aber das ihrer allein würdige Allgemeine bringt automatisch ihre Entleerung bis zum Sinnlosen mit sich, jedenfalls die Entleerung aller Verheißung, die sich mit ihnen verbindet. Verheißung kann ihre Qualität nur aus der Erfahrung beziehen, die doch durch sie überwunden werden soll – ein wahrhaft komisches Paradox. Von den zahlreichen christlichen Gruppierungen, die Amerika aufzuweisen hat, sind es nicht die verrückten, denen Kings Spott und Abscheu gilt, nicht die irren Privat-Propheten und Snake Handlers, die sich in ihrer herausfordernden Wunderlichkeit auch schon zu erschöpfen scheinen; sondern diejenigen, die von der Stärke dieses Paradoxes nicht berührt und von ihm nicht zur Demut gebeugt werden, deren Dummheit, Kälte, Selbstgerechtigkeit und Niedertracht ihm sämtlich aus derselben Quelle der gänzlichen Phantasielosigkeit zu fließen scheinen: die Baptisten. »Der Himmel über ihm war klar wie das Gewissen eines hartgesottenen Baptisten« – so kann eine Kurzgeschichte beginnen. Als die Überlebenden in »The Stand« durch das ausgestorbene Amerika ziehen, sehen sie sich genötigt, einen Teil des Abendmahlgeschirrs einer baptistischen Gemeinde zu profanieren. Einer der Beteiligten tröstet die anderen:

»Ich glaube nicht, daß die Baptisten es vermissen werden. Sie sind alle heimgegangen zu Jesus Christus. Jedenfalls alle Baptisten in Woodsville. Jetzt können sie ihr Abendmahl mit dem Herrn selber feiern. Ich glaube allerdings, der Himmel wird eine herbe Enttäuschung für die Baptisten sein, wenn die Direktion ihnen keine Fernseher gestattet – vielleicht nennen sie sie da oben ja auch Himmelsseher –, damit sie Jerry Falwell und Jack van Impe sehen können.«

An Jerry Falwell und die anderen »Televangelisten« muß man nicht glauben, die hat man auch so. Aber dies, daß sie nichts mehr glauben, sondern so gewiß sind, ist die unverzeihliche Sünde wider den Geist. Glauben heißt, die Spannung zwischen der Vollkommenheit Gottes und der Unvollkommenheit seiner Manifestationen aushalten, die unauflösbar ist. Immerhin läßt sie sich auf eine einzige Zeile komprimieren (und es ist vielleicht die beste Zeile des Kingschen Humors):

»Mein Gott«, murmelte Larry, und das Echo flüsterte: »... ott ... ott ...«

Im englischen Original also zweifellos God, der sich auf odd reimt: das Allgemeinste mit dem starrsinnig bloß Besonderen, das sich jeder Einordnung verweigert, nicht nur in einen Reim, sondern in eine natürliche Korrespondenz zusammengebracht;

die geschwächte Nachahmung des sich brechenden Echos wie ein Hohn auf die theologische Grund-Aporie, wie aus der Vollkommenheit Gottes die Unvollkommenheit der Welt soll hervorgegangen sein – nicht als zwei voneinander getrennte Qualitäten, sondern so, wie der biblische Bericht beharrt, daß der Mensch nach Gottes Ebenbild geschaffen worden sei: in kontinuierlicher Abstufung.

Die Affenpfote

Als das uneinholbare Muster der Literatur des Geheimnisses ehrt Stephen King, wie sich der wiederholten Erwähnung in Text und Motti entnehmen läßt, »Die Affenpfote« von W. W. Jacobs. Sie leistet etwas, das nur ein einziges Mal gelingen kann: das Geheimnis zugleich zu bekräftigen und zu bewahren. Einem älteren Ehepaar in bedrängter materieller Lage fällt eine Affenpfote zu, welche die Eigenschaft besitzt, drei Wünsche zu erfüllen, aber stets so, daß die Erfüllung ein weit größeres Übel nach sich zieht und den Wünschenden reuen muß; zum Zeichen der Gewährung zuckt die Pfote in der Hand des Wünschenden, aber das kann auch eine Einbildung gewesen sein. Das Ehepaar wünscht sich den Betrag von hundert Pfund; alsbald erscheint ein Abgesandter der Fabrik, in der ihr Sohn arbeitet, und überbringt genau diesen Betrag als Versicherungssumme, da der Sohn bei einem Betriebsunfall ums Leben gekommen ist. Die Mutter, außer sich, wünscht sich die Rückkehr des Sohnes, und wenig später klopft es an der Tür. In diesem Augenblick entreißt ihr Mann ihr die Pfote und tut in fliegender Hast den dritten Wunsch, der Sohn möge wieder tot sein. Als sie öffnen, steht niemand draußen. Ende der Geschichte.

Nach Jacobs wird es niemals wieder möglich sein, daß das Andere anpocht, ohne sich offenbaren zu müssen. King bedauert es tief. »Das Monstrum«, sein Roman über das vergrabene Raumschiff, heißt auf Englisch »Tommyknockers«, und der Wirkung dieser Pocher kann man sich schwer entziehen, nicht einmal in der unbeholfenen Übersetzung des Kinderreims:

Letzte Nacht und die Nacht davor,
Tommyknockers, Tommyknockers
klopften an mein Tor.
Ich möchte hinaus, weiß nicht, ob ich's kann
Ich hab' solche Angst
Vor dem Tommyknocker-Mann.

Aber die Verbindung von Tommyknockers und Raumschiff erweist sich im Fortgang des Buchs unausweichlich als ärgerlich disparat. Nicht einmal in seinem diszipliniertesten und am stärksten an Jacobs angelehnten Buch »Pet Sematary« kann es King gelingen, die Geschichte am selben glücklichen Punkt abzuschneiden: Denn daß die Toten tatsächlich wiederkehren, muß beglaubigt worden sein, sonst wäre dem Buch die Grundlage entzogen. Was Stephen King konstruiert, ist, möchte man sagen, den Umständen entsprechend genial: Präsentation der unheimlichen Stätte; das verändert zurückkehrende tote Tier; dann die Katastrophe der Kleinfamilie, der Tod des Kindes, der Gewissenskampf des Vaters, die großen praktischen Schwierigkeiten bei Exhumierung und Neubestattung auf verruchtem Grund; die böse Wiederkehr; der Tod der Frau; und ganz zum Ende eine Szene, die, ihrer andeutenden Kürze wegen, als nach der Affenpfote beste noch mögliche bezeichnet werden muß.

Daß King sein Geheimnis lüften muß, verleiht seinen Büchern eine gewisse Ähnlichkeit mit dem klassischen Kriminalroman, dem Mystery. Doch sind seine Rätsel als das Andere zur bekannten und plausiblen Welt konzipiert. Der Krimi-Leser ist aufgefordert, an der Lösung des Knotens mitzuarbeiten, und wenn alles vorbei ist, darf er den Triumph und die Enttäuschung erleben, ein Stück einfache glatte Schnur in der Hand zu halten. Bei King dagegen soll der Leser nicht eine Nuß knacken helfen, eher gleicht seine Lektüre der Bebrütung eines Eis: Lange geschieht überhaupt nichts von Belang, dann hört man ein leises Knistern, Haarrisse zeigen sich, und von innen pickt etwas, das unverkennbar *heraus* will. Dann sprengt es plötzlich die Schalen, ist draußen und manifest und auch schon auf und davon. Das riesige Raumschiff der Außerirdischen, lange verborgen, dann von den Anwohnern verhehlt, steigt empor aus dem Wald, sichtbar für Amerika und die Welt. Eigenartigerweise sind diese Manifestationen nicht die packendsten Stellen der Bücher – die Enthüllung des Ungeheuerlichen nimmt man nicht mit derselben Genugtuung entgegen wie die Entlarvung des Mörders, eher empfindet man sie als eine leider notwendige Konsequenz der vielfachen Andeutungen und Vorbereitungen, die dem Erlebnis der Protagonisten seine sachliche Grundlage bestätigt und sie vor dem Verdacht in Schutz nimmt, sie wären womöglich bloß einem Hirngespinst erlegen; von einer Gefahr, der man entronnen ist, und von einem ausgestandenen Grauen möchte man nicht hinterher hören, daß das Ganze in Wahrheit harmlos war. Die spektakulären Schlüsse bei Stephen King haben unter anderem auch die Funktion, die reichliche Deckung eines gewährten Vorschusses zu erweisen. Daß es bei diesen Schlüssen so turbulent zugeht, ganze Städte abbrennen, Wagenladungen von Polizisten und Feuerwehrleuten umkommen usw., daß also die Aktionskurve zum Ende hin steil ansteigt, verdeckt nur mühsam den Umstand, daß die Spannungskurve sich schon zu neigen begonnen hat. Das Andere, wenn es dann wirklich in Erscheinung getreten ist, hat damit auch schon aufgehört, das Andere zu sein. Es ist nur noch ein Zuwachs der empirischen Welt in unerwarteter Richtung, und eigentlich kein erfreulicher, vergleichbar der Erfindung des Motorflugs zu Beginn des Jahrhunderts, der als seine umfassende praktische Anwendung sogleich den Luftkrieg hervorbrachte. Das Staunen währt einen Augenblick, dann hat die scharfe Luft des Wirklichen den frischen Bruch auch schon mit grauem Oxid überzogen. Das blanke Wunder wird ein trübes und ist schon bald überhaupt keines mehr – Schicksal jeden Wunders, das nicht zugleich auch ein Zeichen ist.

Die Ökonomie des Lesens ist also bei Stephen King gegenüber dem gewöhnlichen Mystery verändert: Seine Bücher sind so dick, wie es sich nur mit einer beschleunigten Lektüre vereinbaren läßt; aber ihre Dicke überschreitet doch auch wieder den Umfang, der für noch erträglich befunden würde, käme es *nur* auf das Ende an – der klassische Krimi geht selten über 200 Seiten hinaus, so daß er sich in *einer* Nacht verschlingen läßt, und bei 400 oder gar 600 Seiten müßte er sich in einen Morast verwandeln, in dem die Aufmerksamkeit des Lesers steckenbliebe. Erklärlich ist die Bereitschaft des Publikums, sich durch 1000 und zuweilen noch mehr Seiten zu wühlen, nur daraus, daß das Maximum des Genusses tatsächlich in den andeutenden, vorbereitenden Passagen liegt; daß in den Geist des Fortschritts ein süßes, perverses Verweilen sich einschleicht wie das träumerische Zögern, welches sich gelegentlich in Augenblicken der Gefahr einstellt, so daß die gewahrte Welt für den einen Moment, den man ihr eigentlich nicht mehr untätig widmen dürfte, ihre ganze Schönheit offenbart.

Das Mystery und Stephen King unterscheiden sich voneinander wie Vorlust und Vorfreude – daß die Vorfreude sich im Unheimlichen betätigt, verschlägt nichts für die Lektüre, in der sich das Vorzeichen verliert und allein das Erregungsquantum zählt. »Vorlust« ist eine sehr sibyllinische Prägung Freuds, in ihrer Doppeldeutigkeit ihrem Gegenstand angemessen: Ist sie die Lust, die sich aus dem Bewußtsein des Bevorstehenden speist, oder die unvermeidliche Unlust, die der Lust vorangeht und erst zu ihr führen soll? Offenbar beides, und im Wirbel und Rausch der sich anbahnenden Lust gar nicht auseinanderzukennen, lustüberglänzte Nichtlust. Und anders wäre es auch gar nicht denkbar, daß der Leser für das Mystery Geld ausgibt, aber es dann in einer Weise durchjagt, als könne er ihm gar nicht schnell genug entrinnen. Dann aber ist die Lust der Lösung doch wieder nur Punkt des Umschlags von der einen Nicht-Lust in die andere, und das erledigte Buch wird trist aus der Hand gelegt.

Anders steht es mit der Vorfreude, gewissermaßen einer Lust, die gelernt hat, auf ihr eigenes Säumen zu reflektieren, anstatt es blind widerzuspiegeln; sie ist vergleichbar den Glanzlichtern, die die Malerei auf die Gläser und Metalle ihrer Stilleben setzt und sie vergeistigt, indem sie sie zugleich in Ölfarbe materialisiert. Es bleibt der Glanz, schöner und deutlicher als zuvor, und ist trotzdem die geronnene, tastbare Pigmentpaste geworden. So auch wird in der Vorfreude das Wesenlose, das, was noch gar nicht da ist, fleischlich gegenwärtig, und der Mangel erfährt die Erziehung zur Genießbarkeit. Die Vorfreude ist die Entschädigung, die die Menschheit dafür erhalten hat, daß sie in Kenntnis der Zeit und des Sterbenmüssens gesetzt worden ist: Auf alle Erfüllung fällt der große Schatten des Todes, aber alle Noch-Nicht-Erfüllung leuchtet mit dem kleinen Licht der angebahnten Erfüllung. Die Vorfreude muß es gewesen sein, die zuletzt noch aus der Büchse der Pandora herausgeflattert ist; denn wäre es, wie es heißt, die Hoffnung gewesen, die Hoffnung als *Hoffnung* und den Betroffenen als solche so deutlich wie alles andere, was zum Vorschein gekommen ist, wie Krieg, Hunger etc. –, so wäre sie es auch schon nicht mehr gewesen, sondern sofort in Verzweiflung umgeschlagen. Denn die Hoffnung, anders als z. B. die Lust, meint nicht sich selbst, sondern das Gehoffte und erträgt keine Selbsterkenntnis; sie will nichts davon wissen, daß sie ein »Prinzip« sei, und die haben der Menschheit keinen Dienst erwiesen, die ihr ein solches Prinzip verkünden. Doch heißt das nicht, daß die Hoffnung an sich gar nichts wäre. Ihr Gewand mag die Vorlust sein, aber sie hat dennoch die Vorfreude zu ihrem Leib. Das meint Jean Paul, wenn er sagt, das Schönste im Leben sei die Erinnerung an vergangene Hoffnungen. Um das sagen zu können, muß man freilich schon resigniert sein.

Stephen Kings Bücher konservieren die Vorfreude, die dem Ganz Anderen gilt, über einen unglaublich langen Zeitraum hinweg – daraus leitet sich die Notwendigkeit ihrer knappen, grandiosen und ernüchternden Schlüsse her: knapp, damit die Schwebe vorher möglichst lang dauern kann; grandios, weil der lange Arm solcher Schwebe am kürzeren Hebel eine große Masse benötigt; und ernüchternd, denn es ist wahrhaftig nicht mehr abzusehen, wo nach solcher Schwebe noch gelandet werden könnte.

Daß das Genre, in dem King arbeitet, dennoch unbedingt die Landung gebietet, schlägt noch mehr als den Romanen, die im wesentlichen schon für sich selbst sorgen können, zuweilen den Kurzgeschichten zum Schaden aus – z. B. »Das Schreckgespenst« – »The Boogeyman«, der, wäre seine letzte halbe Seite nicht, als ein außerordentlicher Wurf selbst für Stephen King gelten müßte. Ein Mann sucht einen Psychoanalytiker auf, weil er sonst niemanden mehr weiß, der ihm in seiner Not zuhören würde; denn da er nicht katholisch ist, kann er nicht beichten, und die Erlösung, daß sein Fall vor Gericht verhandelt würde und er ins Gefängnis gehen darf, bleibt ihm verwehrt. So liegt er, »gerade wie ein Zollstock auf der Couch, er gab ihr nicht einen Zentimeter von sich selbst. Seine Füße ragten steif über das Ende hinaus. Bild eines Mannes, der sich notwendiger Demütigung unterzieht.« Der Analytiker, wie es seines Amtes ist, schweigt, und der Mann, Billings, redet, aber erst, nachdem er sich das Innere des Wandschranks hat zeigen lassen; es enthält nichts außer Kleiderbügeln, dem Trenchcoat und den Galoschen des Arztes. Er ist achtundzwanzig, mußte mit einundzwanzig heiraten und das Studium abbrechen, weil das erste Kind unterwegs war, verachtet seine Frau, weil sie gleich mit ihm ins Bett gegangen war, hat von zermürbender Gelegenheitsarbeit gelebt, abends war er immer todmüde, kein Platz in der Wohnung, aber immer ein heulendes Kind und eine weinerliche Frau, die er manchmal schlug. Jetzt ist er geschieden, die drei Kinder sind tot.

Mit Kindern hat ein Mann einen Klotz am Bein, wissen Sie. Frauen mögen das, besonders wenn der Mann intelligenter ist als sie. Meinen Sie nicht auch?«

Harper [der Analytiker] gab einen unverbindlichen Grunzlaut von sich. »Es war aber egal. Ich habe ihn trotzdem geliebt.« Er sagte das fast rachsüchtig, als ob er das Kind geliebt hätte, um seiner Frau die Stirn zu bieten.

Er steckt voll Mißtrauen und Ressentiments gegen Seelenärzte, nackt herumlaufende Hippies und Nigger: ein Stück »weißer Müll«, den nur die äußerste Not in die seiner Klasse fremde Therapie getrieben hat. Wer hat die Kinder getötet? Der Boogeyman. Der Mann weiß, daß der Analytiker das nicht glauben wird, aber seine Profession ihn verpflichtet, es sich anzuhören, und das wird genügen. Auf den Totenscheinen der Kinder stand Krippentod, Ersticken infolge Verschlucken der Zunge, Genickbruch durch Sturz. Aber es war der Boogeyman, der nachts aus dem Wandschrank kam und sie, eines nach dem anderen, geholt hat, und immer stand der Wandschrank, vorher fest verschlossen, hinterher einen Spalt breit offen. Und der Boogeyman war nicht überraschend gekommen: Er hatte sich angekündigt, die Kinder, jedes zu seiner Zeit, hatten furchtbare Angst, allein im dunklen Zimmer zu schlafen, aber aus erzieherischen Prinzipien zwang der Vater sie, die Nacht allein zu bleiben. Nachdem zwei Kinder tot waren, zog das Ehepaar mit dem letzten, nachgeborenen fort, und eine Zeitlang ging alles gut, bis Er sie *gefunden* hatte.

»Du wachst um drei Uhr früh auf und schaust in die Dunkelheit, und erst sagst du: ›Es ist bloß die Uhr.‹ Aber darunter kannst du hören, wie etwas sich verstohlen bewegt. Aber nicht zu verstohlen, denn es will, daß du es hörst. Ein schleimiges gleitendes Geräusch, wie etwas aus dem Küchenguß. Oder ein klickendes Geräusch, wie wenn Klauen leicht über die Treppenbaluster gezogen werden. Und du machst die Augen zu, und weißt, es ist schlimm, das zu hören, aber wenn du es sähst*...*

Und immer hast du Angst, daß die Geräusche für eine Weile aufhören, und dann wäre da ein Gelächter gerade über deinem Gesicht und ein Lufthauch wie abgestandener Kohl auf deinem Gesicht, und dann Hände an deiner Kehle.«

Die Frau ahnt nichts; aber der Mann, der nunmehr seine Feigheit gesteht, gibt zu, daß er den kleinen Sohn nunmehr *absichtlich* nachts allein schlafen ließ: denn er hatte begriffen, daß der Boogeyman *schwach* ist und sich darum die schwächste Stelle sucht; und darum geht er aus dem Zimmer, obwohl sein Sohn sich an ihn hängt und schreit: »Der Boogeyman, Papa... Boogeyman... will mit Papa gehn, Papa gehn«. (Die deutsche Ausgabe läßt den Dreijährigen rufen »Schreckgespenst, Daddy«.)

»Aber ich konnte nicht«, fuhr die kindische, zitternd brechende Stimme fort, »ich konnte nicht. Und eine Stunde später kam der Schrei. Ein gräßlicher, gurgelnder Schrei. Und ich wußte, wie sehr ich ihn liebte, weil ich reingerannt bin, ich habe nicht mal das Licht angemacht, ich bin gerannt gerannt gerannt*, oh Jesus Gott Maria, es hatte ihn; es hat ihn geschüttelt wie ein Terrier einen Stoffetzen schüttelt und ich konnte etwas sehen mit komisch hängenden Schultern und mit einem Kopf wie eine Vogel-*

scheuche und ich konnte etwas riechen wie eine tote Maus in einer Brauseflasche und ich habe gehört ...« Die Stimme versagte, und dann klickte sie zurück zur Tonhöhe eines Erwachsenen. »Ich hörte, wie Andys Genick brach.«

Der Analytiker reagiert, wie es nicht anders möglich ist:

»Mr. Billings, wir haben viel, worüber wir sprechen müssen«, sagte Dr. Harper nach einer Pause. »Ich glaube, wir können einen Teil der Schuld beseitigen, die sie fühlen, aber zuerst müssen Sie sie loswerden wollen.«

»Glauben Sie, das will ich nicht?« schrie Billings und nahm den Arm von den Augen. Sie waren rot, wund, verletzt.

»Noch nicht«, sagte Harper ruhig. »Dienstag und Donnerstag?«

Nach langem Schweigen murmelte Billings: »Verdammter Schrumpfkopf. Gut. Gut.«

Leider ist es damit noch nicht vorbei. Daß Eltern die Empfindungen ihrer Kinder nicht begreifen und sie mit inappellabler Autorität der Todesangst überlassen, daß vor den therapeutischen Wissenschaften jeder nur ein Fall ist und alles, was er zu sagen hat, nur diagnostischen Wert besitzt, das wäre für King ein unzulängliches Ende. Es muß die Realität des Boogeymans beglaubigt werden, es soll nicht der Schrumpfkopf das letzte Wort behalten; und darum muß sich zum Schluß noch der Analytiker als der Boogeyman entpuppen, der aus dem Wandschrank hervorgeschlichen kommt, während er die Doktormaske in der Hand hält – im Tageslicht, inmitten der Zivilisation und weitab der kindlichen Wild- und Finsternis, wo er allein gedeihen kann. Welch große Geschichte ist hier zu schlechter Letzt noch zerstört worden!

King hat auch ein eigentliches Gegenstück zur »Affenpfote« versucht: »The Monkey« – »Der Affe«, die einige Ähnlichkeit mit dem »Boogeyman« aufweist. Wie diese Kurzgeschichte beginnt, scheint sie nicht schlechter werden zu wollen als ihr Urbild: Denn diesem Aufzieh-Affen eignet nicht die immer bezweifelbare Regsamkeit des Toten (die es entweder nicht gibt oder aber als Wunder), sondern, in ihrer Banalität weit beunruhigender, die Unzuverlässigkeit des Kaputten. Der Affe ist zwar grundsätzlich kaputt, wie der viel zu weiche Widerstand beim Drehen des Schlüssels sinnfällig macht, aber zuweilen – selten – schlägt er eben doch, tsching – tsching – tsching, seine Zimbeln aneinander, ohne daß man wüßte wieso, und just in diesem Augenblick ist gerade woanders jemand ums Leben gekommen, der dem Besitzer des zerbrochenen Spielzeugs nahesteht, unter zwar ungewöhnlichen, aber keineswegs unerklärlichen Umständen, die Mutter oder – und es gehört zur Kunst der Geschichte, das Erleichternde daran fühlbar zu machen – bloß ein Hund oder Schulfreund. Auch hat dieser Affe die Fähigkeit, plötzlich an Orten zu sein, wo er nicht vermutet werden konnte, er wandert dem Besitzer nach und hat zuletzt zwanzig Jahre gebraucht, um aus einem nahen Brunnen, in den er voll Entsetzen geworfen worden war, auf den Dachboden des alten Hauses zu gelangen, wo der kleine Sohn des Protagonisten (immer die kleinen Söhne!) ihn zu dessen Schrecken wiederfindet. Wie King hier den Leser nötigt, sich die zwanzigjährige Reise des Dings über wenige hundert Meter auszumalen, ohne aber die geringste Handhabe zu geben, wie sie technisch vor sich gegangen sein mag, ob durch eigene Bewegung oder unter Benutzung geeigneter Transportzufälle, ob in mehreren Etappen oder in einem unmerklichen kontinuierlichen Kriechen; wie hier dem grundlos Bösen durch sein grotesk insistentes Dingsymbol hindurch in der konkreten Aussparung eine abgründig osmotische Qualität zuwächst – das reicht an die unwiederholbare Spurlosigkeit der Affenpfote heran (und übertrifft in dieser Hinsicht den Boogeyman, den sich Billings auf seiner gassenstöbernden Suche vorstellt). Aber King erträgt es nicht, kann es nicht ertragen, daß es dabei bliebe und letztlich nichts gewesen sein soll außer dem öden Faktum der Todesfälle, auf das der Protagonist dann nur mit einem lächerlich unvernünftigen Schuldgefühl reagieren könnte. Und so wird der Dämon schließlich in einem gemeinsamen Ausflug von Vater und Sohn expediert, der Vater rudert mit dem Affen auf einen See hinaus und versenkt ihn in einer Tasche voll Steinen, während der Affe, dem es an den Kragen geht, jetzt ohne Rücksicht auf Subtilitäten zurückschlägt und das Boot Brett für Brett aus dem Leim haut, so daß sein Widersacher das Ufer nur schwimmend und mit knapper Not erreicht. Daß der Dämon zwar verbannt, aber nicht schlechthin vernichtet ist (was seine Idee noch posthum verkleinern müßte), sucht King zum Schluß durch eine Wendung klarzustellen, die wohl antiklimaktischer ausgefallen ist, als der Autor wünschte, indem er nämlich an der Stelle der Versenkung ein Fischsterben veranstaltet. Das Böse, dessen furchtbare Größe, aber auch dessen Zweifelhaftigkeit an das Schweigen gebunden waren, muß durch ein Reden bekräftigt werden, das es zum toxischen Sondermüll degradiert.

Redrum

Aus Stephen Kings Büchern purzeln die Verfilmungen nur so heraus; und beides, Filme und Bücher, findet seine Abnehmer. Das ist erstaunlich: denn müßte nicht eine der beiden Darreichungsformen entbehrlich sein und austrocknen? Und das kann ja eigentlich nur das Buch sein. Das Schreiben Kings scheint dabei besonders gefährdet, denn ihm kommt es, wie er mehr als einmal betont, nicht auf das Kunstwerk aus Worten an, das allenfalls dem flachen bunten Medium entrissen werden müßte, sondern auf die Story, und die kriegt der Film, etwas entästelt vielleicht, allemal hin. »Words are his power« verkündet eine der typischen unsinnigen Anpreisungen auf den Umschlagdeckeln. Mitnichten: dieser in einem emphatischen Sinn kunstlosen Prosa *sind* Worte nicht die Kraft, sondern sie *transportieren* sie, als möglicherweise veraltetes und unzulängliches Vehikel. Tödlich bedroht scheinen Kings Bücher von den beiden Greifbacken einer Zange, die sich von oben und von unten darum schließen, der »Literatur« in einem wie auch immer engeren Sinn und des Mediums des bewegten Bildes, um ihm das Feld dazwischen abzuschneiden. Typisch dafür ist die Äußerung eines Germanisten, wenn er sich entspannen wolle, dann lese er nicht King, sondern schalte den Fernseher ein. Dieser Einteilung wird allerdings auch die »Literatur« nicht froh werden, denn es nähert sie in bedenklicher Weise der Arbeit im

Gegensatz zur Freizeit an; man liest sie hauptsächlich, weil man sich ihre Lektüre als Verdienst anrechnen darf, ideell oder gar materiell, und die Klage über »Leseschulden«, die man leider immer noch habe und ewig nicht loswerde, ist allgemein (Fernsehschulden hat keiner). Diese Muse küßt man nicht zum Vergnügen. Nichts weist drohender auf die Altersschwäche der Literatur, als daß niemand mehr, der einen Roman verschlingt, mit einem Tadel zu rechnen hat, wie es vor zweihundert, auch vor hundert Jahren noch häufig vorkam, sondern stets mit einem Lob; sie hat die Kraft verloren, ein *Laster* zu sein. Für Stephen King hieße das, daß er seine platten Zwecke mittels einer mühseligen, altertümlichen Technik verwirklichte; seine Bücher würden dann handverfertigten Cola-Dosen gleichen.

Dennoch muß Stephen King das Problem irgendwie praktisch gelöst haben, denn er ist der meistverkaufte Autor der Welt. Zunächst hat er dem Film, wie sehr ihm dieser später auch über den Kopf wachsen mag, den entscheidenden zeitlichen Vorsprung des *Einfalls* voraus: Lange genug, damit aus dem Buch ein Bestseller wird, ist dieser Einfall eben nur konkurrenzlos zwischen Buchdeckeln erhältlich, und dann muß der Film ihm das Buch erst abkaufen und dessen Erfolg, selbst wenn es von ihm aufgehoben werden sollte, rein materiell verdoppeln – ein für den Buchhandel jedenfalls lohnendes Arrangement. Die Art von Kings Schreiben lockt den Film geradezu herbei, wie Köder sind seine Bücher für ihn ausgelegt. Auch ließe es, wie man den Vorworten von Kings Büchern entnehmen kann, sein Stolz wohl nicht zu, seinen Stories diese Feuerprobe zu ersparen: Er hat, nicht in einem juristischen, wohl aber in einem moralischen Sinn mit der Publikation das Recht an ihnen verloren, nun gehen sie auf eigenen Füßen in die Welt hinaus, und nur indem sie selbst ihren Mann stehen, können sie allenfalls ihrem geistigen Vater Ehre machen. Als King, der sich zuvor in eine abgekürzte Version von »The Stand« hatte schicken müssen, das

Buch endlich in seiner kompletten Gestalt herausbringen kann, versieht er es mit zwei Vorworten, einem kurzen und einem langen. Das lange ist für den gedacht, der das Buch bereits gekauft hat; das kurze aber besteht in einer Warnung an den blätternden Interessenten in der Buchhandlung, daß hier *keine* neue Geschichte vorliege, und wenn es ihm auf diese ankomme, solle er das Buch *nicht* kaufen. Dies gebietet dem Autor King sein Ehrgefühl, das die literarische Qualität, sollte sie denn vorhanden sein, zur Dreingabe erklärt und sich allein die klare stoffliche Substanz bezahlen lassen will, die er geradesogut besorge wie ein in der Anonymität gehärteter Plotschmied beim Fernsehen. Und sich dadurch gerechtfertigt fühlend, setzt er fast beleidigt hinzu: »Ich glaube, ich habe eine gute Arbeit abgeliefert – für einen Schriftsteller, dem man immer wieder vorwirft, daß er an Textcomputerdiarrhöe leidet.«

Der Gleichzeitigkeit des Horror*films*, der den Horror früher oder später *zeigen* muß, entrinnt auch der schreibende Stephen King nicht: auch auf ihm ruht der Druck der bildhaften Präsentation dessen, wovor sich zu fürchten war. Das kann, da der Schriftlichkeit das ästhetische Moment des Plötzlichen nicht zu Gebote steht, nur schiefgehen; die Schrecksekunde ist auf additivem Weg, Zeile für Zeile, nun einmal nicht herzustellen. Äußerst erhellend dafür, was der Film kann und was King nie können wird, war »Shining«. Das Ende dieses Buchs, das einigermaßen zimperlich wird, gehört freilich schon nicht zu Kings Glanzleistungen, und hier schafft das kühnere Drehbuch Abhilfe, zumal als Hauptdarsteller Jack Nicholson zur Verfügung steht; aber darauf kommt es eigentlich nicht an. Entscheidend ist, daß der Film das Allerinnerste, den sich langsam aufbauenden Wahnsinn des Protagonisten, schockhaft ins vollzogen Sichtbare hebt: Die Ehefrau, zwischen Argwohn und Hoffnung schwankend, hat ihren Mann, der von einer Schreibblockade heimgesucht war, tagelang in seinem Kämmerchen auf der

Maschine hämmern hören, endlich – und als sie heimlich das dicke Typoskript in die Hand nimmt und durchblättert, erst zögernd, dann mit wachsender Geschwindigkeit, sieht sie, daß immer wieder, hundertemale pro Seite, ein einziges Wort erscheint, »REDRUM«. Der sekundenschnelle Umschwung von banger Erwartung über den Widerstand, der immer noch die Unschuldsvermutung des künstlerischen Mittels aufbieten will, zur Gewißheit, in nächster Nähe des wahnsinnigen, tödlichen Feindes zu leben, ja die ganze Zeit über gelebt zu haben – wäre literarisch nicht zu erzielen gewesen. (Stephen King beherrscht natürlich seine Mittel und weiß aus dem rätselhaften Wort literarisch das Meiste zu machen: Er exponiert es in gehöriger Unheimlichkeit und gibt die Auflösung schauerlich abrupt durch einen Blick in den Spiegel – MUЯDEЯ.)

Der Film läuft allerdings bei der Erstellung des grauenhaften Bildes seine eigenen Risiken: Er muß sich ganz auf die Special Effects verlassen, darauf, daß das Ketchup im entscheidenden Augenblick wie Blut aussieht und nicht wie Ketchup – während das Wort »Blut« zwar von der Sache, die es meint, getrennt ist, aber einer solchen pannenanfälligen Spaltung in Bedeutendes und Bedeutetes nicht unterliegt. Das Filmhafte seines Schreibens nötigt King, diesen Vorzug des Wortes aufzugeben und sich, und dazu unzulänglich bloß mit Sprache ausgerüstet, auf die Gefahren des Films einzulassen. Wenn bei King Blut vergossen wird – und das wird es oft –, dann unterläßt er es nicht, hinzuzusetzen »knallrot wie ein umgestürzter Eimer Farbe« oder Ähnliches, und erst diese Beteuerung weckt den Verdacht, es sei hier womöglich wirklich Farbe für Blut substituiert worden; man denkt sich das Blut nicht mehr, man sieht die Farbe. Die Monster bei Stephen King, wenn sie endlich ihr Gesicht zeigen, wirken immer ein wenig, als wäre ihnen die Latex-Maske verrutscht. Das gräßliche Wesen, das für das Pet Sematary zuständig ist, sieht am Schluß so aus:

Und dann, hinter dem Totholz zu gigantischer Höhe aufgerichtet, die Haut rissig und reptiliengelb, die Augen große, verschleierte Nebelleuchten, die Ohren nicht Ohren, sondern mächtige gewundene Hörner, war der Wendigo erschienen, eine Bestie, die aussah wie eine von einer Frau geborene Echse. Er deutete mit seinen Nagelfingern auf sie alle, und sie legten den Kopf immer weiter in den Nacken, um ihn zu sehen...

Nicht zuletzt wegen der Notwendigkeit, immer solchen Aufschluß über das geben zu müssen, was eigentlich hinter dem ganzen Spuk gewesen war (denn daß dieses mehrstöckige Monstrum noch ein *Spuk* sei, wird man nicht behaupten wollen), ist das Ende von Stephen Kings Büchern häufig enttäuschend: tölpelhaft vorauseilender Gehorsam gegen den Film scheint in den Aktions-Szenen die Regel.

Die »von einer Frau geborene Echse« jedoch enthält einen unfilmischen Überschuß, in dem sich das Grauen weigert, ganz und gar Bild zu werden. Man betrachte solche Szenen genauer:

Er zielte, drückte ab, und die linke Seite von Pokes Gesicht verschwand plötzlich in einer Fontäne aus Blut und Gewebe und Zähnen. [...] Er sah fürchterlich aus. Das rechte Auge glühte wie ein unheilvoller Saphir. Das linke war weg. Die linke Wange war verdampft; wenn er sprach, konnte man die Kiefermuskeln arbeiten sehen. Auf der Seite waren auch fast alle Zähne weg. Sein Hemd war blutgetränkt. Alles in allem war Poke ziemlich im Arsch. (The Stand)

Alles an dieser Szene verlangt danach, gesehen zu werden, und womöglich gar in Zeitlupe – mit Ausnahme des letzten Satzes: den könnte der Film nicht leisten. Mindestens müßte er ihn in Dialogform vom Vorgang abtrennen. Aber jener erstaunte Gleichmut, mit dem er im geschriebenen Text, völlig ungeschieden von der Deskription, dahinperlt, wäre dem Film unerreichbar. Und wie sähe das Folgende verfilmt aus? (Beschrieben wird, in »Das Spiel«, wie der Hund sich die erste Portion vom Ehemann der gefesselten Jessie holt.)

Ein zerfetzter Hautlappen hing dem Hund aus der Schnauze. Jessie versuchte sich einzureden, daß er wie Tapete aussah, aber eine Tapete hatte – jedenfalls soweit sie wußte – keine Leberflecke oder Narben. Jetzt konnte sie Geralds rosa, feisten Bauch sehen, dessen einziges Merkmal das kleinkalibrige Einschußloch des Nabels war. Sein Penis wippte und baumelte in seinem Nest dunkelbraunen Schamhaars. Die Pobacken glitten unheimlich reibungslos und glatt über den Boden.

Aber hier ist die Übersetzung ungenau. King schreibt wörtlich: »Seine Pobacken glitten *flüsternd* über das Hartholzparkett mit scheußlicher, reibungsloser Leichtigkeit« – zu solcher Gelassenheit des Entsetzens bedarf es der Literatur. Der Film ist so eindeutig wie das Leben, mag er auch dem gebannten Zuschauer ein frivoles Zugleich von Drinnen und Draußen bescheren, von Dabeisein und Gerettetsein. Er übermannt den, dem er widerfährt, und seine elementare Kraft hat Ernst. Die Unwahrscheinlichkeit dessen, was im Leben geschieht, ist im selben Augenblick auch schon so drängend, daß kein Atem bleibt, sich davon verwirrt zu zeigen, denn man muß vor seiner übergroßen Nähe den Kopf einziehen und rennen; und ebenso führt die Übermacht des So-und-nicht-anders, die der Film aufbietet, bereits das mit sich, was seine aufwendigen Wunder tötet, und umso sicherer tötet, je stärker sie sind. Das So-und-nicht-anders ist der Tod des Wunders – das Wunder ist eben das Andere, und ohne solche Abhebung verfällt es rettungslos dem Einen, das wir genügend und bis zum Überdruß kennen. Eindrücklich hat hierüber »Jurassic Park« belehrt, ein Film nicht nur über die Dinosaurier, sondern selber einer, in seinen Größenverhältnissen sowohl wie durch die Gewißheit, die sich bei seiner Betrachtung einstellt, daß diese Unüberbietbarkeit ihr eigenes Schicksal besiegelt hat. Man sah die Ungeheuer, als wäre man ihr Zeitgenosse, mit dem unerstaunten Auge des mesozoischen Insektenfressers, als ein Faktum, nichts weiter. Nie gab es einen perfekteren Film. Von nun an ist es gleichgültig, ob das kühne Konzept, auf dem der Film fußte – die Wiedererweckung der Saurier aus den DNS-Ketten, die sich im Rüssel blutsaugender, im Bernstein verewigter Insekten gefunden hatten –, gelingen wird oder nicht (wahrscheinlich wird es gelingen): wir haben erlebt, wie das Gelungene sein wird. Dann wird es eben wieder Saurier geben.

Demgegenüber wahren die Schilderungen Stephen Kings den Abstand, und zwar gerade dort, wo sie die äußerste Anstrengung versuchen, die Wirklichkeit des Geschilderten zu beglaubigen – gegen die Intention des Autors, wie man fast meinen möchte. »Das kann doch nicht wahr sein!« ist die Grundstimmung von Kings Protagonisten in den krisenhaften Situationen seiner Bücher, und darin steckt eine nicht weiter zerfällbare Doppeldeutigkeit: Die Steigerung der Intensität von Wirklichkeit gelingt nur um den Preis der *Differenz,* die in deren Wahrnehmung eingesenkt wird; dieses Moment der Differenz aber bestreitet die tyrannische Einsinnigkeit, durch die Realität sich auszeichnet. Differenz kennzeichnet alle diejenigen Affekte, die nach allgemeiner Ansicht den Menschen aus der Tierwelt herausheben, Staunen, Lachen, Weinen. »Nur den Dummköpfen scheint sich immer alles von selbst zu verstehen«, sagt Schopenhauer, und er liefert auch eine Theorie des Weinens, die es, als menschliches Vorrecht, aus der Fähigkeit ableitet, sich selbst so zu sehen und zu beklagen, wie wenn es sich um einen Anderen handelte. Differenz macht den Zauber und das Grauen von »Es«: Denn Es verkleidet sich, heimtückisch ihre Angst von innen ertastend, in die Phantasien der Kinder, die es fressen will, die Phantasien aber nähren sich von den Low-Budget-Horrorfilmen dieser Zeit, der 50er-Jahre – wie will ein Film solch schlechte Animation *darstellen,* ohne schlecht zu *sein*? Und so ist der zugehörige Film eben auch schlecht, wie die meisten King-Verfilmungen (nur »Shining« und »Misery« sind die strahlenden Ausnahmen, vielleicht noch »Carrie«), die nebenbei auch kommerziell zumeist geringeren Erfolg haben als die Bücher, die ihnen zugrundeliegen.

Der Froschregen

Ein junges Paar reist durch eine abgelegene Gegend im Westen der USA und quartiert sich dort in einem gemieteten Haus ein. Sie werden von den wenigen Bewohnern der Ortschaft gewarnt, am Abend eines ganz bestimmten Tages ihr Haus sturmfest zu machen, sie sollten ihre Fenster zunageln und die Türen doppelt sichern: denn jedes Jahr, am selben Kalendertag, erscheine in der Nacht der große Froschregen. Selbstverständlich glauben die beiden kein Wort und halten entsprechende Maßnahmen für überflüssig. Spät abends dann taucht auf einmal von nirgendwo ein Frosch auf, vom Himmel gefallen, ein eigentümlich weiches und aufgeblähtes Exemplar; gleich darauf ein zweiter, und schon prasseln sie in unerhörten Mengen nieder, drücken die Scheiben ein, sind überall und begraben die beiden Touristen lebendigen Leibes unter ihren zappelnden und beißenden Massen. Während die wenig haltbaren Froschleiber sich am nächsten Morgen zu einer sperma-ähnlichen Masse auflösen und verflüchtigen, als wäre nichts gewesen, räsonieren die beiden Alten in den Schaukelstühlen auf der Veranda, die es den Jungen gleich gesagt, aber kein Gehör gefunden hatten: »Sie waren *so* ein hübsches Paar. Wir hätten sie *eindringlicher* warnen sollen.« Es ist eine Posse, aber eine ernsthafte Posse. Sie stellt die Frage, was geschähe, wenn etwas ins Leben eindringt, das jeder Erfahrung spottet; und sie gibt auch die Antwort: nur der Untergang ist möglich. Wer immer etwas führt, das den Namen des menschlichen Lebens verdient, muß darin umkommen, und es überleben allein diejenigen, die in ihrer reptilienhaften schieren Dauer auf den Zusammenhang ihres Lebens verzichtet, die für ihre Fortexistenz den Preis der Verschildkrötung gezahlt haben.

Ist Stephen King ein phantastischer Autor? Nicht in dem Sinn jedenfalls, wie Kafka es war. Auf Kafka beruft sich King, so vorsichtig es geht, ohne sich dem Vorwurf des Größenwahnsinns auszusetzen: auch er sei Mieter in dem Gebäude, in dem Kafka einst ein Büro besessen habe, wenngleich er nicht in derselben Liga spiele. Kafka *beginnt* mit dem einen Ding, das sich in die landläufige Erfahrung nicht fügen will, es besitzt eine genau umschriebene Räumlichkeit, eine geradezu quälende Massivität. Um dieses Ding herum kristallisiert sich dann der alltägliche Raum wie eine Perle um ein Sandkorn, bis er zu seiner vollständigen Gestalt gelangt ist; sobald alle Möglichkeiten der Reaktion auf das Riesen-Ungeziefer, den zwirnspulenförmigen Odradek oder die beiden von sich aus hüpfenden Bälle Blumfelds erschöpft sind, ist die Geschichte aus. Eine Szene wie die, wo der Vater des verwandelten Gregor Samsa dessen Panzer mit Äpfeln bewirft, brächte Stephen King nicht zustande, oder besser, er wäre an einer solchen Apotheose der Immanenz nicht interessiert. King ist niemals grotesk. Das Unwahrscheinliche, das er erschreibt, ist nicht auf schmerzlich abrupte Weise *da,* wie bei Kafka, es benötigt den denkbar längsten Anlauf: ein durch und durch überraschungsloses Ambiente wird umständlich angelegt, langsam stellen sich erste Verdächte ein, bis endlich die Existenz des Wunderbaren sich nicht länger leugnen läßt. Stephen King legt größten Wert darauf, das, was mit keiner Erfahrung sich vereinbaren läßt, auf engste mit dieser Erfahrung zu verweben, damit beides auf einmal eintrete: daß erstens dessen Existenz geglaubt wird und sie zweitens dennoch den Atem verschlägt. King würde ein Buch nicht damit eröffnen, daß ein Raumschiff im Vorgarten der Familie landet, als der Familienvater gerade die Hecken stutzt und die Kinder sich mit dem Gartenschlauch naßspritzen; sondern dieses Raumschiff tritt nur allmählich in den Bereich des Sichtbaren, zuerst ragt von ihm nur ein Metallstreifen aus dem Waldboden, der auch von einer Konservendose stammen könnte, dann nimmt die Protagonistin eine Schaufel zu Hilfe, dann fängt ein ganzes Dorf zu graben an, bis ganz zum Schluß das Ufo sich in den Himmel erhebt, zum Erstaunen Amerikas und der Welt. Das Diskontinuierliche entfaltet sich kontinuierlich. Stephen King setzt in seinen Büchern nicht das Unwahrscheinliche als gegeben, wie die Science Fiction es tut (und darum bei allem Erfindungsreichtum öde wird), sondern sagt: Stell dir vor, *dir* würde das passieren! Die starke Einladung zur Identifikation, die von Stephen Kings Büchern ausgeht, hat also den Zweck, das Moment des heiligen Schreckens zu wahren.

Es ist aber wirklich auch bloß ein Moment. Denn anders als das wahrhaft Heilige verweist dieser Schrecken auf nichts als auf sich selbst. Die endgültige und vollständige Manifestation des Anderen zum Schluß der Bücher ist auch deshalb so enttäuschende Lektüre, weil es damit seinen Platz unter dem Vorhandenen gesichert hat, wie wenn ein Guerilla-Führer, der gesiegt und es zum Präsidenten gebracht hat, im Anzug auf Staatsbesuch geht. Louis, der Held in »Pet Sematary«, grübelt nach den ersten Anzeichen für die Wiederkehr der Toten:

Vielleicht ist es genau das, was Menschen mit dem Unerklärlichen tun, ***dachte er.*** **Genau das tun sie mit dem Irrationalen, das sich nicht in das normale Verhältnis von Ursache und Wirkung aufspalten läßt, das die westliche Welt regiert.** ***Vielleicht wurde der Verstand auf diese Weise auch mit der fliegenden Untertasse fertig, die man eines Morgens stumm über die Wiese hinter dem Haus schweben sah; mit dem Frosch-***

regen; mit der Hand, die mitten in der Nacht unter dem Bett hervorkam und nach dem nackten Fuß griff. Man hatte einen Lach- oder Weinkrampf – und da es sich um Dinge handelte, die unzerstörbar waren und sich nicht aufspalten ließen, schied man das Entsetzen aus wie einen Nierenstein.

Louis ist sich darüber im klaren, daß er in einer Gefängniszelle sitzt, die er mit dem Namen des kausalen Denkens und der westlichen Welt belegt, und nicht zu Unrecht. Was vom Unerklärlichen zutage gefördert wird, ist der totalitäre Charakter des normalen, d. h. wissenschaftlichen Weltbilds. Es hat sein Koordinatennetz nicht nur über die gesamte sinnliche Welt ausgeworfen, sondern auch im voraus schon über alles, was erst noch der Entdeckung harrt, ja alle überhaupt *denkbaren* Phänomene, wie Papst Alexander VI., der im Vertrag von Tordesillas die noch unbekannten Länder auf der Landkarte mit dem Lineal zwischen Portugal und Spanien aufteilte: so war jede Neue Welt immer schon eine vergebene. Das Wunder ist vorab entmächtigt; dem Subjekt, das ihm begegnet, ist mitnichten ein Glück widerfahren, sondern es haftet mit seiner Integrität dem Großen Ganzen dafür, daß nicht der kleinste Fisch durch die Maschen dieses Netzes schlüpft und auch der größte es nicht zerreißt. Denn das Subjekt selbst, das in der so beschaffenen Welt leben will, muß aus dem gleichen Garn des ausnahmslosesten Zusammenhangs geknüpft sein. Der Horror der unter dem Bett hervorschießenden Hand liegt gar nicht in dem begründet, was sie einem antun könnte, sondern daß sie an dem Gewebe normierter Empirie zerrt. Die Furcht, die Stephen Kings Protagonisten bei der ersten Begegnung mit dem Ungewöhnlichen befällt, ist die, wahnsinnig zu werden – nicht etwa bloß dafür gehalten zu werden, wenn sie ihr Erlebnis erzählen, sondern es tatsächlich zu sein. Die Existenz des Inkommensurablen anerkennen zu müssen empfinden sie als katastrophale Niederlage, gegen die sie sich sträuben, solang es geht.

»Das glaube ich nicht«, krächzte sie. »Ich glaube nicht, daß der Mann wirklich da war. Der Ohrring und der Fußabdruck [die er zurückgelassen hat], sind mir egal. Ich glaube es einfach nicht.«

Doch.

Nein.

Doch.

Jessie ließ den Kopf auf die Seite sinken, das Haar hing fast bis auf die Matratze, und ihr Mund bebte erbärmlich.

Ja, sie glaubte es.

(»Das Spiel«)

Wahnsinn ist die Unfähigkeit, die Welt als Kontinuum wahrzunehmen – keinesfalls etwa der falsche Zustand, in den die in sich zusammenhängende Welt geraten ist. Dieses Urteil steht dem Subjekt nicht zu, das froh sein kann, wenn es einigermaßen ungeschoren davonkommt; und vermißt es sich dessen dennoch – etwa indem es beiläufig meint, Hiroshima, *das* sei Wahnsinn gewesen –, so wird dieser Frevel am Allgemeinen umgehend von seiner intimsten Umgebung geahndet, die ihn als »Intellektuellen« denunziert, der »Philosophie« treibe, statt der Wirklichkeit ins Auge zu blicken. Aber gerade dieser Boden löst sich in Kings Romanen auf; und so kommt es in fast jedem Buch zu einer ritualhaft durchlaufenen Krise, in der die Augenzeugen, alles Realisten, einander bestätigen, von Wahnsinn frei zu sein, indem sie des unbeschädigten übrigen Zusammenhangs der Welt und ihrer gewohnten Gegenstände sich tastend vergewissern und das Loch, das sie nicht mehr stopfen können, wenigstens mit einem Saum umnähen. Der drohende und abgewehrte Wahnsinn ist das gräßlich verzerrte Spiegelbild der österlichen Freude, die den innersten Kern des Christentums ausmacht. Paulus ließ ungerührt die Juden Anstoß nehmen und die Griechen »Torheit!« rufen, er verkündigte Christus den Gekreuzigten. Die moderne Welt hingegen duldet niemanden, der ihr einen solchen Bruch zumutete; sie ist aus einem Stoff gewebt, dessen Kette der griechische Logos und dessen Schuß das jüdische Gesetz bildet, unzerreißbar. Wenn denen, die vor zweitausend Jahren die Frohe Botschaft hörten (heute ist sie in ihrer Frische schon etwas abgenützt und verträgt sich vermöge ihrer Lauheit, wenn nicht in der Theorie, doch in der Praxis mit dem wissenschaftlichen Weltbild), das Herz vor Bangen schlug, ob sie der aller Erfahrung hohnsprechenden Verheißung glauben durften – so muß der Insasse der Gegenwart mit Entsetzen auf alles blicken, was sich in die Kontinuität zu fügen weigert. Retten wird es ihn ohnehin nicht, günstigstenfalls wird er es überstehen. Der Himmel, aus dem die Ufos kommen, gleicht ein wenig demjenigen Woyzecks, in dem die Erdenkinder, wenn sie denn hineingelangen, donnern helfen müssen. So schweben die Raumschiffe im Morgennebel auf der feuchten Wiese vorüber als trauervolle Epiphanie.

Ufos

Das Ufo ist das zaghafteste aller Wunder. Mit ihm hat das metaphysische Bedürfnis vor der Totalität des physikalischen Weltbilds kapituliert. Das Andere tritt nicht mehr herrisch dem Empirischen gegenüber, sondern richtet eine letztlich bescheidene Anfrage an die Wissenschaft. Höchster Stolz der Ufo-Gemeinde ist der *wissenschaftliche* Nachweis des von ihr Geglaubten; wenn sie behaupten, daß die Götter Astronauten waren, spüren sie nicht den Verlust, den die Götter dabei erleiden, sondern halten die Astronauten für einen Gewinn. Zweifellos bekundet sich im Ufo der Wille zu etwas, das vom Bekannten völlig verschieden wäre; aber auf wie klägliche Weise. Der völlige Mangel an Phantasie spricht sich schon in der witzig gemeinten Bezeichnung der »fliegenden Untertasse« aus, die tatsächlich bezeugt, wie wenig die Hausfrau, die sie erblickt, noch im Zustand der Verzückung über den Bannkreis ihrer Küche hinauszudenken vermag. Es ist lächerlich, wie im staunend erlebten Fremdesten zwanghaft das Vertraute wiederkehrt, sichtbar vor allem im Design älterer Ufo-Erscheinungen, die stets der Vorstellung des jeweiligen Jahrzehnts von der Zukunft entsprechen. Die Mannschaft des Raumschiffs Enterprise (das allerdings von der Erde kam) agierte irgendwann im 23. Jahrhundert, aber die Regie war noch nicht einmal in der Lage sich vorzustellen, daß die *Frisuren* nicht ewig der Mode der

60er verpflichtet bleiben würden. Eindeutig fehlt hier den Sprachen ein Tempus, das die vergangene Zukunft bezeichnet; und wenn das Futur II, das die künftige Vergangenheit benennt, melancholischen Wesens ist (denn es sieht, worauf alle Hoffnung sich richtet, schon jetzt wie etwas schon wieder Verlorenes an), so trüge dieses Tempus erheiternden Charakter. Schon die der Ufo-Manie zugrundeliegende Frage »Gibt es auf fremden Sternen intelligentes Leben?« ist unerleuchtet und widerspruchsvoll, denn sie setzt unreflektiert voraus, daß das ganz Andere schließlich doch wieder Uns gleichen müßte, insofern wir uns mit nonchalanter Eitelkeit wie ein Leitartikler mit Der Intelligenz gleichsetzen. So betrachtet, heißt an Ufos glauben: Wasch mir den Pelz, aber mach mich nicht naß! Kaum auch ist es ein Zufall, daß es gerade die großen Nationen sind, die bevorzugt Ufos sehen, also vor allem die USA und Rußland (auch Brasilien ist lebhaft beteiligt, und aus China wird man Entsprechendes in dem Maß hören, wie das Reich der Mitte durchdringlicher wird). Aufgrund ihrer Größe haben sie kaum Gelegenheit, etwas Anderes als sich selbst kennenzulernen, sehnen sich nach ihm und fürchten und verachten es zugleich; ihre mageren Ideen darüber gleichen den Liebesträumen einer zimperlichen Jungfrau, und so kommt es, daß die kleinen grünen Männchen ihrer Geistesart nach dem Nordamerikaner näher stehen als auch bloß jene Aliens, die sich südlich des Rio Grande finden, NAFTA hin oder her. So scheinen die Ufos vor allem eines zu bestätigen: daß die Dummheit und Phantasielosigkeit den großen Nationen nichts Zufälliges ist, sondern der Himmel – die einzige Gegend, an die diese kontinentalen Gebilde noch angrenzen – sie damit wahrhaft geschlagen hat.

Das Ufo ist Erbe und Ende der Zukunft. Die Zukunft ihrerseits hatte die Transzendenz beerbt. Als diese sich außerstande erwies, mit einem Donnerschlag in die Welt einzutreten, wie die frühen Christen und ähnliche Gruppen es erwarteten (der christliche Gott macht, wie eine Figur in »The Stand« es ausdrückt, seit zweitausend Jahren Mittagspause), ließ sie sich gezwungenermaßen auf einen Kuhhandel mit der Zeit ein und erwirkte von ihr, Stück für Stück, so viel Aufschub, daß irgendwann die Idee des Aufgeschobenen sich in ihn hinein verlor: Die Erlösung würde nicht mehr über die Geschichte hereinbrechen, sondern aus ihr hervorgehen. Der einst von Gott verdammte Bau des Turms von Babel in den Himmel hinein wurde, ein Stockwerk nach dem anderen, wieder aufgenommen. Aber die Zukunft ist auf eine bösartigere, endgültigere Weise transzendent als die alte Transzendenz: indem sie die Lebensspanne der jeweils Gegenwärtigen überschreitet, die am Ende der Zeiten aus dem Grab nicht mehr auferstehen werden. Jeder Glaube an eine bessere Zukunft, nicht bloß der revolutionäre, auch der sanfte sozialdemokratische, geht über Leichen – mehr noch, er sieht auch die jetzt Lebenden bereits als Leichen, die Trittstein und Mittel der künftigen Geschlechter sein werden, aufgefordert, sich für etwas, das *noch* nicht und also: *überhaupt* nicht existiert, sich aber von der eigenen Gegenwart nicht *grundsätzlich* unterscheiden wird, rückhaltlos aufzuopfern. Das ist nicht nur unmenschlich, sondern unverschämt, und wenn nicht mindestens die jeweils Jüngsten einer gerade lebenden Menschheit die Aussicht bekommen, daß sie wenigstens eines kleinen Stücks dieser besseren Zukunft noch zu Lebzeiten habhaft werden, dann wird es dieser Menschheit nicht zu verdenken sein, wenn sie Schleichwege einschlägt, um schon jetzt an die Zukunft heranzukommen. Je aussichtsloser die Lage, desto unwahrscheinlichere Mittel wird sie anwenden. Eine Generation, die anfängt, Ufos zu sehen, bekundet objektive Verzweiflung. Die höhere Intelligenz, die fortgeschrittene Technik, durch die sich diese Außerirdischen auszeichnen sollen, sind ja nichts als vorweggenommene höhere Stufen der Menschheit; daß sie schon weiter sind als wir, darin besteht die Gnade ihres Erscheinens, ganz gleichgültig, was die Zeugen der Landungen sonst noch davon haben mögen (meistens nicht sehr viel). Das Ufo ist eine Abkürzung quer durch die ungeheuren Windungen der Geschichte – die ihr zugleich alle Energien entzieht, welche natürlich nunmehr durch den neuen, kürzeren Durchstich fließen und das alte, weitschweifig mäandrierende Bett verdorren lassen. Aus der zunehmenden Häufigkeit der Ufo-Sichtungen in der UdSSR hätte man schon vor mehr als zehn Jahren den bevorstehenden Zusammenbruch des Sozialismus in der Stagnation prognostizieren können. Mit dem Ufo sind Zeit und Zukunft völlig verräumlicht: verwelträumlicht.

Stephen King unterstreicht das noch dadurch, daß seine Außerirdischen nicht nur, wie bei Däniken, vor Jahrtausenden eingegriffen haben, sondern schon seit Jahrmillionen, vor aller geschichtlichen Zeit, im Boden der Erde schlafen und nur plötzlich aus irgendeinem Anlaß in eine akute Phase eintreten. Und mit einer Geste trauriger Ironie winkt er auch der letzten verzerrten Heilserwartung ab: Die reptilienartigen Raumfahrer in »Das Monstrum« läßt er, das ist ihr letztes Geheimnis, wegen eines ganz gewöhnlichen, zufälligen Zanks im Cockpit abgestürzt sein; und die mysteriöse Materiestrahlung in andere Dimensionen hinein, die einen großen Teil der Aufmerksamkeit in diesem Buch beansprucht, war eine vorausgreifende, unkontrollierbare Technik (ähnlich der Kernfusion für die Menschheit), die das vergleichsweise primitive Verfahren der Raumfahrt niemals zu ersetzen vermochte. King hält es dann auch für überflüssig, das amerikanische Schema der fliegenden Untertasse, festgeschrieben in den 50ern, in irgendeinem Punkt zu renovieren: Statt das Ungetüm der Sputnik-Ära mit postmodernem Schnickschnack aufzumöbeln und damit »der Zeit zu dienen«, wie die Lateiner sagten, nimmt er ungeniert das Klischee, wie er es antrifft, und setzt es als solches, jenseits aller schnörkelhaften Originalität:

Nicht ein Raumschiff, nicht ein außerirdischer Flugkörper oder ein extraterrestrisches Vehikel. Es war eine **fliegende Untertasse.** *Sie waren von der Air Force abgetan worden, von denkenden Wissenschaftlern, von Psychologen. Kein Science-Fiction-Autor mit einem Funken Selbstachtung baute eine in seine Geschichten ein, und wenn er es tat, dann rührte kein Cheflektor mit einem Funken Selbstachtung die Geschichte auch nur mit der Pinzette an. [...] Und doch war hier so ein Ding.*

Das scheint zunächst ein recht plumper Trick, eine Frechheit geradezu: daß ein Autor die normative Kraft des Faktischen für sich in Anspruch nehmen will, die ihm, Ersinner des Fiktiven, doch wohl nicht zustünde. »Life is stranger than fiction. Of course: fiction has got to make sense«, lautete einmal eine der vignettenhaften Weisheiten am Fuße eines Reader's-Digest-Artikels. So einfach soll ein Autor sich von der Anforderung des »sense« befreien können? Aber bei näherer Betrachtung erkennt man darin die, wenngleich ironische, Bescheidenheit Stephen Kings, der hier dem Individuellen entsagt und sich und sein Schreiben ganz zur Wünschelrute des Kollektiven macht: Sie schlägt *in* seiner Hand aus, aber nicht *von* seiner Hand, wenn sie die Nähe einer unterirdischen Ader spürt, die nicht ihm gehört, sondern *da* ist; und er hat den Mut seines Fundes. Uneitel treibt er Mimikry an den amerikanischen Alltag und das daraus geborene Außergewöhnliche. Für die Banalität des Beispiellosen wählt er sich den Präzedenzfall der Atombombe; das Motto von »Das Monstrum« ist ein Songtext der »Rainmakers«:

Well we picked up Harry Truman, floating down
from Independence.
We said: »What about the war?«
He said: »Good riddance!«
We said: »What about the bomb? Are you sorry you did it?«
He said: »Pass me that bottle and mind your own bidness.«

Nach dem Einsatz der Atombombe hat die phantastische Erfindung ihr Daseinsrecht verloren. Ihr heimatliches Gefilde, ganz wie das der Satire, war die Übertreibung gewesen; und nun ist es die Wirklichkeit, die übertreibt. Den Fiction-Autoren bleibt keine Wahl, als das wirksame Klischee nachzuahmen; höchstens, ihm ein Stückchen auf seinem Weg entgegenzukommen, so, wie die NASA mit ihren Raketen den Ufos ein Stückchen weit entgegenkam. Tatsächlich hat der Ein-Mann-Betrieb Stephen King gewisse Ähnlichkeit mit der NASA, und nicht nur, was die Umsatzzahlen betrifft: Wie sie hangelt er sich von Großprojekt zu Großprojekt, und alles ist in Ordnung, solang dabei das Prinzip der Überbietung funktioniert. Aber es ist schwer zu sehen, was nach dem ersten Menschen auf dem Mond und nach einem Buch wie »Es« noch soll kommen können – eine Marslandung steht in den Sternen, und die kleinen Missionen in der Erdumlaufbahn mögen technisch ausgeklügelter sein, aber sie bleiben doch unscheinbar, sie wirken als technischer Rückschritt, und so gerät die ganze Agentur in budgetäre Gefahr. In vergleichbarer Lage sind Bücher wie »In einer kleinen Stadt«, die den Schriftsteller Stephen King in sicherem Besitz seiner Mittel, aber in einem Kleinformat zeigen, das beim superlativischen Zuschnitt von Werbung, Kritik und Leser-Erwartung bedrohlich werden muß, eine Art Columbia-Fähre nach dem Apollo-Programm. Die Zahl der überhaupt möglichen Projekte – auch darin gleicht King der Raumfahrtbehörde – ist begrenzt, es gibt nur so und so viele Ziele, die sich ins Auge fassen lassen.

Wie gut sind Kings Bücher?

Die Bedingungen, die die Zahl der für Stephen King möglichen Bücher, wenn sie gut sein sollen, begrenzen, lassen sich aus diesen Büchern extrapolieren (und die schlechten erweisen sich hierbei als lehrreicher als die guten):

1. Es muß das ganz Andere im Zentrum des Geschehens stehen – so viele Erscheinungsformen davon gibt es nicht.
2. Jede Erscheinungsform dieses Anderen darf nur einmal verwendet werden.
3. Es muß ein populärer Vorstellungskreis berührt werden (nur das proteische Wesen in »Es« macht davon teilweise eine Ausnahme), so daß der bangen Erwartung beizeiten die Richtung gewiesen wird.
4. Dieser Vorstellungskreis muß jedoch eine gewisse Plastizität aufweisen, er darf sich nicht zu einem entwicklungsunfähigen Stoff verfestigt haben.
5. Das zentrale Motiv muß bedrohlichen Charakters und
6. der katastrophalen Klimax fähig sein und diese
7. aus eigener Kraft herbeiführen.

Danach, in welchem Maß sie diese Bedingungen erfüllen, kann man Kings Bücher in gelungene, minder gelungene und mißlungene einteilen. So z. B. verstößt der Grundeinfall, einen tollwütigen Hund ins Zentrum zu rücken, gegen Nr. 1 – er gehört noch durchaus zur allgemeinen Erfahrungswelt – und

Nr. 6 – sein Wirkungskreis ist zu klein, und damit ist »Cujo« als ein Fehlschlag einzustufen (während der thematisch vergleichbare »Sun Dog«, der sich seinen Weg aus einer Polaroid-Kamera bahnt, der ersten Bedingung in vorzüglicher Weise genügt). »In einer kleinen Stadt« (»Needful Things«) versündigt sich gegen Nr. 7, weil der mephistophelische Teufel, der hier im Mittelpunkt steht, die Leute nur durch sich selbst zugrunde richten kann, und wenn er ganz zum Schluß und Höhepunkt seines Wirkens Feuerwaffen zum Schleuderpreis abgibt, so stellt dies offenbar eine überflüssige Verdopplung der in Amerika ohnehin herrschenden Umstände dar: Amerika mag ja die Hölle sein, aber als Roman-Einfall bedeutet dies nichts als eine Tautologie, und dafür, daß das zivile Amerika bis an die Zähne bewaffnet ist und davon üppigen Gebrauch macht, muß man keinen Teufel bemühen, hier genügt vollauf die National Rifle Association. »Feuerkind« (»Fire Starter«) mißachtet die Nr. 5, da hier das Andere nicht zugleich das Bedrohliche ist, sondern die pyrokinetische Begabung einer positiven Heldin zufällt – ein schwerer strategischer Fehler –, und Nr. 2: der Grundeinfall hatte schon bei »Carrie« Verwendung gefunden, einem Glückswurf, dem der Verstoß gegen Nr. 5 erstaunlicherweise nur wenig hatte anhaben können. »Brennen muß Salem« (»Salem's Lot«) ergreift, Nr. 4 zum Trotz, einen zu sehr präformierten Stoff – einen *Stoff* eben, nämlich Dracula, der der Erfindung und damit der Erwartung zu wenig Spielraum läßt und mit der bloßen Transponierung von transsylvanische in pennsylvanische Verhältnisse entschieden nicht genug leistet. Umgekehrt bastelt »Schlaflos« (»Insomnia«), trotz der unbestreitbar eindrucksvollen Figuren der Kleinen Ärzte, allzu unbesorgt um Nr. 3 seine eigene Metaphysik in New-Age-Beliebigkeit, mit bunten Auren, Wirkungskreisen von Plan und Zufall, verschiedenen raumzeitlichen Dimensionen und Ebenen usw., in denen sich eine ärgerliche Willkür betätigt. »The Stand« begeht ökonomische Fehler gegen Nr. 1, Nr. 6 und Nr. 7: Nach der schweren, aber von der Menschheit hausgemachten Katastrophe der tödlichen Supergrippe, deren Virus den Geheimlabors entwichen ist, hat das Andere, das sich nur noch an einer zu 99,9 % dezimierten Weltbevölkerung vollziehen kann, kaum noch Material für seine Zwecke; die Kulissen sind mit so viel Wucht und Getöse aufgebaut worden, daß das Drama, dem sie zugedacht sind, nur noch wie Gesäusel wirkt. »Amok« ignoriert die fundamentale Nr. 1, die des Anderen, so vollkommen, daß King es durch Annahme eines Pseudonyms aus der Reihe seiner eigentlichen Werke ausgeschlossen hat und offenbar andere Regeln angewandt wissen will.

Verfährt man nach dieser zugegeben etwas mechanischen K.O.-Methode, tritt aus der überreichen Produktion umso deutlicher ein innerer Zirkel von King-Werken hervor, denen über ihren Bestseller-Erfolg als jeweils Der Neueste King hinaus Dauer zu wünschen ist: »Es«, »Pet Sematary« und die beiden Sonderfälle »Carrie« und »Das Spiel« (»Gerald's Game«), sodann »Stark« (»The Dark Half«), »Das Attentat« (»Dead Zone«), mit einigen Abstrichen »Das Monstrum« (»Tommyknockers«) und »Shining«. Der Fairneß halber muß man hinzufügen, daß Stephen Kings Kunst auch diejenigen Bücher, die ihm schließlich unter der Hand mißglücken, mit einer Beherztheit angeht, die sie weniger als unvollkommen denn als unvollständig erscheinen läßt: nicht als wären sie insgesamt teigig und aus der Proportion, sondern eher, wie wenn einzelne Glieder abgeschlagen worden wären, wie bei antiken Torsen.

So geht Stephen King mit jedem neuen Buch ein Risiko ein – ein erheblicheres jedenfalls als z. B. John Updike, der mit jedem seiner Rabbit-Bücher wieder ein Jahrzehnt gesellschaftlicher Entwicklung in Amerika nachgetragen hat, und obwohl das natürlich mit mehr oder weniger Erfolg geschehen kann, steht doch bei ihm vor der ersten Zeile schon fest, woran bei Stephen

King das Schicksal eines Buchs sich erst zu entscheiden hat. Beide, King und Updike, sind ihrer Schreibtechnik – übrigens beidemal konservative Schreibtechniken – sehr sicher, die sich nie verleugnet und deren Beistand die Autoren nie verläßt. Aber bei King garantieren Technik und Form noch gar nichts, alles hängt vom motivischen Kern ab. Nicht nur kann es dabei zu Fehlgriffen kommen; sondern es erschöpft sich ein knapper Vorrat, der vielleicht jetzt schon aufgebraucht ist – mir fiele jedenfalls auf Anhieb kein Motiv mehr ein, um das sich ein weiteres Stephen-King-Buch mit Gewinn anlagern könnte.

Komm heraus, Lazarus!

Letztlich sind es nur zwei Motive, von denen die erregende Kraft des Anderen ausgeht, welches dennoch in die alltägliche Welt einzugreifen vermag, also *transzendent* und *immanent* in einem ist. Jedes von ihnen muß sich auf die *Zeit* beziehen, denn allein von ihr gilt, sofern sie nicht Gegenwart ist (und das ist ihr allergeringster Teil!), dieses Paradox von Transzendenz und Immanenz, ganz in der Welt und doch uneinholbar zu sein: teils als Zukunft, die sich zwar beeinflussen, aber nicht kennen, teils als Vergangenheit, die sich zwar kennen, aber nicht abändern läßt. Daß das Ufo ein solches Stück vergegenwärtigter Zukunft ist (selbst wenn es, wie bei King, aus der fernen Vorzeit stammt), wurde dargelegt. Die Vergangenheit aber, die in die Gegenwart hereinreicht, muß dies notwendig in Gestalt der wiederkehrenden Toten tun.

Die quälende Starre der Vergangenheit und die quälende Ferne der Zukunft hatte das Christentum in einem Gewaltstreich ohnegleichen miteinander kurzgeschlossen und aneinander neutralisiert. Indem es die Auferstehung der Toten am Jüngsten Tag verhieß, senkte es auf das steinern überdeutliche Gesicht des nie wieder Gutzumachenden gnädigen Schlaf, worin dessen Züge verschwammen, und der Zukunft nahm es die Ungewißheit und Unerreichbarkeit: Die zwei unveränderlich und steil emporragenden Mauern neigte es einander entgegen und fügte sie zum Gewölbe der Ewigkeit zusammen, deren Scheitel keiner von beiden Zeiten mehr angehörte. Aber diese Konstruktion trägt nicht in sich, sie muß in jedem Augenblick von der hysterischen Energie des Glaubens gestützt werden. Wodurch unterscheidet sich dieses christliche Modell der Seligkeit vom älteren, in dem die um ihr atmendes Leben betrogene Vergangenheit in Form der bösen umgehenden Totengespenster grollend fortweste? Hauptsächlich wohl durch die Vertagung: Himmel oder Jüngster Tag – für die Ewigkeit ist der Unterschied nicht mehr so groß – erfüllen vor allem den Zweck, die störenden Toten aus dem Umkreis der Lebenden gänzlich wegzuschaffen. Darüber hinaus übersteigt die christliche Vorstellungskraft das gespensterfürchtige Heidentum kaum. Das Evangelium selbst, genötigt, doch endlich einmal ein greifbares Muster der Auferstehung zu bieten, liefert ein grausiges Stück: die Episode Joh. 11 von Lazarus, wo Jesus mit dem Argument »Herr, er riecht aber schon!« von einer Auferweckung abgeraten wird und zum Schluß die unfrische Leiche mit weghängenden Binden wie eine Mumie aus der Grabeshöhle tappt. Diesen biblischen Bericht macht Stephen King, in drei Teile zerlegt, zu Motti für die drei Hauptkapitel von »Pet Sematary«:

Als Jesus nach Bethanien kam, fand er, daß Lazarus schon vier Tage im Grabe gelegen hatte. Als Martha hörte, daß Jesus kam, eilte sie ihm entgegen.

Martha sprach zu Jesus: »Herr wärest du hier gewesen, mein Bruder wäre nicht gestorben. Aber auch jetzt noch weiß ich, daß, was du bittest von Gott, das wird dir Gott geben.«

Jesus sprach zu ihr: »Dein Bruder soll auferstehen.«

In einem Akt inspirierter Frechheit setzt King ein zweites Motto aus einem Song der »Ramones« hinzu:

Hier erweist sich die Kühnheit der Kingschen Banalität, die unweigerlich auch dem eigenartigsten Phänomen seinen Sitz im amerikanischen Leben zuteilt: Sie fordert die Unbestimmtheit der christlichen Verheißung zur Konkretion heraus. Nehmen wir an, die Toten kämen, wie die Angehörigen es sich wünschen und die Religion ihnen verspricht, wirklich zurück – wie wäre das? Der mit den Abzeichen des Schauerlichen umwehrte Ort, Relikt finsteren Aberglaubens, ist zugleich markierter Dreh- und Angelpunkt eines Gedankenexperiments: der Friedhof diene nicht als Endlagerstätte, sondern als Wiederaufbereitungsanlage. Naiv-aufklärerisches Es-wissen-Wollen und ein nicht minder naives Bewußtsein des Frevels vermischen sich zu einer eigentümlichen und wirksamen Mischung, einem Stück praktiziertem Okkultismus – und doch geeignet, die höheren Sphären etablierter Religion als durchaus nichts anderes als ebendiesen Okkultismus erkennbar zu machen.

»Okkultismus« bezeichnet ja nichts anderes als den Vorwurf, das Unendliche in der empirischen Welt in allzu trivialer Weise manifest zu glauben. Just dies ist aber das Kardinalproblem des Christentums: das der Vermittlung Gottes in der historischen Welt – am knappsten und faßlichsten in dem Dilemma konzentriert, was der Kreuzestod für Gott bedeutet habe: Hat er ihn als Leiden erfahren, so widerspricht das seiner Vollkommenheit, denn leiden heißt unvollkommen sein; hat er ihn aber nicht als Leiden erfahren, so ist er ja tatsächlich nicht in die Kontingenz des Geschichtlichen eingetaucht, und die Vermittlung, d. h. die Erlösung, hat nicht stattgefunden. Diesen Widerspruch der menschlichen und der göttlichen Natur Christi, der die Theologie mehr beschäftigt hat als jedes andere Problem, treibt Stephen King auf die Spitze; und es nimmt der folgenden Passage aus »Das Monstrum« nichts von ihrer Kraft, daß sie als der sich anbahnende Wahn einer Hausfrau eingeführt wird:

Jesus stand auf dem Sony-Fernseher der Paulsons. [...] Jesus war lebensecht und dreidimensional dargestellt. [...] Auf dem Bild war Jesus in ein schlichtes weißes Gewand gekleidet und hielt einen Hirtenstab in der Hand. Der Christus auf 'Beckas Fernseher trug das Haar fast so wie Elvis, nachdem Elvis aus der Armee entlassen worden war. Ja; er sah ein wenig wie Elvis in »G.I. Blues« aus. Seine Augen waren braun und sanft. Hinter ihm wanderten Schafe, so weiß wie die Laken in Werbespots für Waschmittel und in perfekter Perspektive, bis zum Horizont und darüber hinaus. 'Becka und Corinne waren auf einer Schaffarm in New Gloucester aufgewachsen, und 'Becka wußte aus eigener Erfahrung, daß Schafe niemals *so weiß und gleichförmig wollig waren wie kleine, auf die Erde gefallene Schönwetterwolken. Aber, überlegte sie, wenn Jesus Wasser in Wein verwandeln und Tote zum Leben erwecken konnte, dann gab es keinen Grund, warum er nicht die um ein paar Lammarschlöcher herum getrocknete Scheiße verschwinden lassen konnte, wenn er es wollte. [...] Ein Schaf wanderte zu ihm, und er jagte es weg, wobei er seinen Stab mit einer abwesenden Ungeduld handhabte, die 'Becka selbst in ihrem gegenwärtigen Zustand an ihren verstorbenen Vater erinnerte. Das Schaf lief weg, es waberte wegen des 3D-Effekts ein wenig. Es verschwand und schien sich tatsächlich zu* krümmen, *als es über den Bildrand ging... aber das war bestimmt eine optische Täuschung. [...] »Eigentlich«, sagte Jesus und bekräftigte seine Existenz mit der trockenen, strengen Stimme, die so sehr der ihres Vaters glich, »bist du mit diesem Teil fast fertig. Löte nur noch dieses Kabel an den Punkt links von diesem langen Zäpfchen... nein, nicht dort...* dort. *Braves Mädchen! Vergiß nicht, nicht zuviel Lötzinn! Das ist wie mit Brylcreem, 'Becka. Ein kleiner Klecks genügt.«*

Seltsam, Jesus von Brylcreem sprechen zu hören.

Das scheint bloß eine scherzende Satire auf die amerikanische Religiosität, deren Überbau einen solch seichten Deckel auf den

American Way of Life setzt; aber in Wahrheit trifft es ins Herz des Christentums. Der Jesus der Evangelien trug ein Gewand ohne Naht, kostbar genug, daß die Soldaten nach seinem Tod sich darum stritten, und er heilte Blinde, indem er aus Lehm und Speichel Kügelchen drehte und auf die Augen legte: das liegt bloß schon zu lang zurück, als daß man das peinlich Kontingente daran empfände. Hätte Gottes Verkörperung aus ewigem Ratschluß zwei Jahrtausende später stattgefunden, so müßte sich Jesus Christus heute zweifellos auch mit Brylcreem befassen, er müßte jedenfalls *irgendwas* mit seinem Bart tun (auch ihn tatenlos lang wachsen zu lassen ist ja eine Handlung, und zwar eine sozial folgenreiche). Ein Gott aber, der sich, so beiläufig wie auch immer, mit Fragen seiner *Frisur* beschäftigt, ist erledigt.

Das heißt nicht, daß Stephen King aus dem Christentum ganz herauskäme. Seine Hauptfiguren hängen überwiegend noch irgendwie daran, teilweise recht intensiv (in »Brennen muß Salem« tritt sogar ein katholischer Priester auf, der erfolgreich Vampire exorziert), wenngleich ihre Gebete im entscheidenden Augenblick sich meistens in einem eigentlich adressatenlosen »O Gott!« erschöpfen – für den kein rechter Platz mehr ist, da das böse Andere den ganzen Horizont der Transzendenz verstellt. Nicht einmal, daß Not sie beten lehre, kann man von Kings Figuren eigentlich behaupten; meistens fällt ihnen gerade dann nichts Passendes ein.

Jessie räusperte sich, machte die Augen zu und sprach zur Decke: »Gott? Könntest du mir einen Augenblick zuhören? Ich brauche Hilfe, wirklich. Ich stecke in einem echten Schlamassel und habe Angst. Bitte hilf mir hier raus, ja? Ich ... äh ... ich bete im Namen von Jesus Christus.« Sie suchte nach einer Bekräftigung dieses Gebets, aber ihr fiel nur etwas ein, das Nora Callaghan ihr beigebracht hatte, ein Gebet, das heutzutage jeder Selbsthilfekrüppel und Pseudoguru auf den Lippen zu haben schien: »Lie-

ber Gott, gib mir die Gelassenheit, zu akzeptieren, was ich nicht ändern kann, den Mut, zu ändern, was ich kann, und die Weisheit, den Unterschied zu erkennen. Amen.«

Nichts änderte sich. Sie verspürte keine Gelassenheit, keinen Mut und mit Sicherheit keine Weisheit. Sie war immer noch nur eine Frau mit abgestorbenen Armen und einem toten Mann und ans Bett gekettet wie ein Hofhund, der unbemerkt und unbetrauert stirbt, während sein gewissenloses Herrchen dreißig Tage im County-Knast absitzen muß, weil er ohne Führerschein und betrunken gefahren ist.

Die mit ausgebreiteten Armen halbaufgerichtet ans Bett gefesselte Jessie in »Das Spiel« präsentiert sich wie eine parodistische Mischung aus Gekreuzigtem und Couch-Patient. Dieses einzige Gebet, das ihr einfällt, ist nicht einmal, wie Goethe es vom Pantheismus sagte, eine höfliche Verkleidung des Atheismus, sondern bezeugt bloß zusammenfassend, daß »Gebet« im Zeitalter der therapeutischen Umgestaltung aller Religion aufgehört hat, eine Diskursform eigenen Rechts zu sein – und zugleich, daß die Therapie nichts nutzt, weil sie im Inneren ansetzt, wo doch alle Probleme von außen kommen.

Man kann jedoch auch nicht wirklich sagen, daß dieser Gott, dessen Name immer wieder fällt, profaniert wäre, wie es von den Engländern hieß, sie meinten Kattun, wenn sie Gott sagten; Heuchelei ist nicht das Problem. Wenn Kings Figuren von Gott reden, meinen sie eher etwas wie Apfelkuchen – die beiden Floskeln »as American as applepie« und »God's own country« liegen eng beieinander. Beide Dinge werden von den Amerikanern als das handfest Ihrige behauptet, aber sie ahnen schon den belustigten Vorbehalt der Außenwelt, antizipieren ihn und suchen ihn zu entkräften, indem sie zu dem Attribut »old-fashioned« greifen. Mit »altmodisch« wird man diesem Wort nicht gerecht, diese Übersetzung betont einseitig das Unzeitgemäße, während die amerikanische Vokabel eher das nicht ganz unschuldige Behagen und Beharren in etwas meint, das man näherer Prüfung entzogen wissen will. Bei allem Trotz hat sie doch etwas Relativierendes, es scheint eine Art Spleen herauszukommen, mit dem sich nicht rechten läßt, mit dem zu rechten aber auch die Mühe nicht wert wäre. Das läßt zwar den Apfelkuchen intakt, fügt aber der Idee Gottes schweren Schaden zu.

Der Kannibalengott

Etliche der konzeptuellen Schwächen von Stephen Kings Büchern erweisen sich in ihrem Kern als theologische Dilemmata. Der Teufel aus »In einer kleinen Stadt« ist so dünn und überflüssig, wie er notwendig ausfallen muß, wenn die Theologie seine Existenz mit der ethischen Eigenverantwortung des Menschen zu versöhnen trachtet: der »Versucher«, der nur vorhandene Potentiale zur Aktion lockert, reicht zur plastischen Vollgestalt des personalen Bösen nicht aus. Die Spannungslosigkeit, die »The Stand« nach der großformatigen Exposition befällt, hat ihre tiefere Ursache im Fragwürdigen der göttlichen Strafgerichte, der Sintflut oder der Zerstörung Sodoms und Gomorrhas, wo die Allmacht offene Türen einrennt; und der gänzlich unbefriedigende Schluß des Buchs, als die Hand Gottes sichtbar herniederfährt und eine Atombombe zündet, um die Bösen auszulöschen – und ein paar Gute dazu, die das Pech haben, gerade dabeizustehen (»Larry, Larry, die Hand Gottes!« sind die letzten menschlichen Worte, die auf dem Schauplatz ertönen) –, verdeutlicht, in welche unwürdigen Zufälligkeiten sich Gott verstricken muß, wenn er sich entschließt, historisch wirksam zu werden.

Am interessantesten ist auch in dieser Hinsicht »Es«. Bewunderung verdient zunächst die Entschiedenheit, mit der diese Kategorie den Psychologen aus der Hand geschlagen wird: dieses Wesen gewinnt einen Grad von *äußerer* Existenz, daß nur die verblendetste Allegorese darin noch ein Seelendrama erblicken könnte. Es ist vielmehr ein Verborgener Gott, ein Deus Absconditus; einer allerdings, an dem die Theologen, so dankbar sie sonst für den kleinsten Hinweis in dieser Richtung sind, nicht viel Freude hätten. (Unter Theologen sind hier nicht die spekulativen und strengen Geister verstanden, die das Christentum der ersten Jahrhunderte als den legitimen Erben der antiken Philosophie auswiesen, sondern jene praktisch denkenden Zeitgenossen, die Probleme und Lösungen gewerbsmäßig so ganz und gar *außerhalb der Welt* finden wie die Psychologen *innerhalb der Subjekte.* Beides dient der Ablenkung von den realen Verhältnissen und macht die zwei Sparten miteinander verträglicher, als ihre eigentlichen inkommensurablen Seelen-Modelle es erwarten ließen: zwei Krähen, die einander kein Auge aushacken, als Wappenhalter, rechts und links, des Status quo.) Dieser Gott besitzt Unendlichkeit, angedeutet zum einen durch seine Ankunft vor zwei oder auch fünfzig Millionen Jahren – Stephen King legt sich hier nicht fest, und besonders nicht darauf, wie lange er *vor* seiner Ankunft schon existiert hat –, zum anderen darin, daß seine eigentliche Gestalt von Menschen nicht ertragen werden kann; er kann jede annehmen, und die letzte, in der er den kindlichen Helden entgegentritt, ist die äußerste empirisch noch verkraftbare, eine gräßliche Riesenspinne. Vor seiner wahren Offenbarung würde das menschliche Subjekt, dem sie geschieht, vergehen wie die neugierige Semele vor ihrem göttlichen Liebhaber Zeus. (Die eine Figur, der sie widerfährt, verfällt in katatonischen Wahnsinn, aus dem sie nur durch *Vergessen* allmählich wieder emportaucht, die andere begeht gleich Selbstmord.) Die Bezeichnung »Es« schon enthält das Bildnis- und Benennungsverbot, angemessen demjenigen, das alle menschliche Erfahrung übersteigt. Es kann aber nicht davon lassen, sich in die historische Welt der Menschen nach deren Begriffsvermögen zu manifestieren (daß dies nicht geschieht, um ihnen den Weg zum Heil zu weisen, sondern um Kinder zu fressen, ist gleichgültig), und muß sich darum in die Unvollkommenheiten seiner jeweiligen Inkarnation fügen – wird es z. B. ein Teenage-Werwolf, so hat es die Silberkugel zu fürchten, die es töten kann. Es geht eine merkwürdige Mischung aus einer Allmacht ein, die die Seelen noch aus einer Entfernung von Tausenden Kilometern beeinflußt, und einer Ohnmacht, die sich vor der Steinschleuder eines kleinen Jungen fürchtet, von Allwissenheit und einer Dummheit, die auf kindliche Tricks hereinfällt. Auch die Mängel, die es in seiner letzten Verkörperung aufweist, gehören hierher: Stephen Kings Riesenspinne hat die Anatomie eines Säugetiers, genauer, eines der notdürftig animierten Wesen aus den Tarantula-Filmen der 50er Jahre. Aber das ist nur folgerichtig, denn wenn die göttliche Inkarnation von den Menschen vor allem *erkannt* werden will, dann hat sie sich der menschlichen Erfahrung anzubequemen, welche den Horrorfilm gut kennt und auf die realen Gliedertiere kaum je einen Blick verschwendet. In diesem Zwang, der Fassungskraft der zu Schreckenden zu genügen, selbst um den Preis der zoologischen Unhaltbarkeit des Popanzes, gewinnt der Schrecken auch etwas Lächerliches. Die störenden Widersprüche, die sich auf solche Weise im Buch ergeben, wiederholen in unabsichtlicher Parodie das Paradox der menschlichen und göttlichen Natur Christi, auch hier gesteigert bis zur Tötung Gottes durch den Menschen. Die Liebe Gottes zu den Menschen ist seine schwache Seite, sie zieht das Vollkommene zum Unvollkommenen herab. Für Es bleibt zwar, da es, seiner Bosheit entsprechend, bei allen sonstigen göttlichen Eigenschaften auf Vollkommenheit keinen Anspruch erheben darf, das Meiste, was aus diesem Dilemma folgt, erspart. Aber der *Appetit,* den es auf die Menschen hat, ist doch nicht einfach derjenige des Molochs, der das Maul aufreißt und die Kinder verschlingt wie ein Frosch die Fliegen, sondern – und das ist nun wirklich ein exquisiter Einfall des Autors – an die persönliche Beziehung dieses finsteren Gottes zu seinem Opfer gekoppelt: Damit es Ihm recht mundet, muß zuvor die *Angst* ihr Fleisch süß gemacht haben, und *daraus* leitet sich die Notwendigkeit der Verkörperung her; der kosmische Kannibale muß sich in die Seelen einfühlen und die Gestalt des für sie größten Horrors annehmen, damit ihr Leib schmackhaft wird. Philosophisch gesprochen: er ist Ding an sich, das durch die apriorische Kategorie der Angst hindurchgehen muß, um Objekt werden zu können. Der grauenhafte Akt ist darum im höchsten Grad spiritualisiert, er hängt ab von dem besten, freiesten Vermögen des Menschen, seiner *Phantasie,* und diese hat ihre Blüte lang vor aller äußeren und intellektuellen Entfaltung und Reifung, in der Kindheit. Darin gleicht sie dem Glauben, und wie er knüpft sie ein persönliches Band zwischen Gott und den Menschen. Das feinschmeckerische Monstrum variiert das Herrenwort: »Wenn ihr nicht werdet wie die Kinder, werdet ihr in das Himmelreich nicht eingehen.« Das freilich hat seine Schwierigkeiten – wie soll ein Erwachsener diesen Weg willentlich zurückgehen können, wo zum Kindsein dessen Unwillkürlichkeit gehört? Das Christentum hat das Unding einer ihrer selbst bewußten Naivität schließlich nicht anders als durch die Opferung des Intellekts zu bewerkstelligen gewußt. Auch Stephen King sieht sich zu einer entsprechenden Maßnahme genötigt: Seine Protagonisten, die das Ungeheuer in ihrem zwölften Lebensjahr schon einmal in die Enge getrieben hatten, kommen als Erwachsene, die das damalige Erlebnis haben vergessen müssen, wieder an der Stätte ihrer Kindheit zusammen, und das Vergessene enthüllt sich ihnen in dem Maß von neuem, wie sie wieder in die gleiche Situation geraten – wodurch das Buch zum Schluß in zwei durch Jahrzehnte getrennte parallele Handlungsstränge zerfällt. So ist »Es« nicht ein Kinderbuch, aber ein Buch von der Kindheit wie die Evangelien.

Denkt man die genannten Bedingungen für das Gelingen eines Buchs von Stephen King zusammen, besonders die des Anderen und die des Bedrohlichen, so erkennt man als ihr Fundament die Idee des schlechthin Bösen – *Evil.* Das ist ein verwirrender Befund. Psychologie, Soziologie und jüngere Theologie (nicht der Papst) haben das Böse als selbständige Kategorie aus der Welt eskamotiert und zu einem bloßen Phänomen seelischer oder bestenfalls sozialer Fehlfunktion gemacht – es in Zusammenhänge integriert, die es nicht übersteigen darf, gleichgültig, in wie viele Stücke der Lustmörder oder KZ-Scherge sein Opfer zerhackt. Verleugnet, neigt es dennoch dazu, sich gegen seine Leugner durchzusetzen; »Time« berichtete von einer jungen Rechtsanwältin, die aus sozialem Engagement die Verteidigung jugendlicher Krimineller zu ihrer Aufgabe gemacht hatte, es aber schließlich wieder bleiben ließ mit dem verzweifelten Ausruf: »They were just so – guilty!«

Aber Stephen King begnügt sich nicht damit, dem Bösen die elementare Kraft und ethische Autorität zurückzuerstatten, auch nicht bloß, noch Älterem zu seinem Recht verhelfend, die metaphysische Würde. Was bei King vor allem beunruhigt, ist die Abwesenheit des Guten: es stellt keinen adäquaten Widerpart dar. Das Gute kann ja sehr wohl ohne sein Gegenteil bestehen, obschon vielleicht nicht erkannt werden; Gott ist gut, und er sah, daß es auch seine Schöpfung war. Das Böse jedoch ist entweder dessen Gegenspieler oder ihm untergeordnete Funktion (womit es das Gute freilich auch wieder in Verlegenheit bringen muß). Bei Stephen King hingegen präsentiert das Böse sich als freischwebender Minuspol, der seines positiven Komplements nicht bedarf. Dies zwar streitet King heftig ab – er glaubt, wie er in diversen Vorreden beteuert, an die Macht des Guten, der Liebe und der Freundlichkeit unter den Menschen, aber all das kommt in den Büchern selbst hauptsächlich bloß als Opfer des Bösen in Betracht, es wird für das Böse sozusagen liebevoll gemästet: So viel Gutes muß immerhin in der Welt bleiben, daß das Böse sich daran nähren kann, denn anders als das Gute, kann es ja nicht schlechterdings ausdehnungsgleich mit der Welt sein, sondern muß, um es selbst zu sein, sich an dem betätigen, was nicht es selbst ist (darin ist es verletztlich). Selbst die Siege, die das Gute hin und wieder erringt – bei King kann man sich nicht darauf verlassen –, hängen am Haar des Zufalls, was dem Guten als universalem Prinzip nicht ansteht. Das Böse und das Gute stehen bei Stephen King nicht auf derselben kategorialen Ebene: das Gute ist menschlich, das Böse kosmisch.

Das scheint keinen rechten Sinn zu haben. Kann es denn ein Böses im Außermenschlichen, im Außerlebendigen gar geben? Sein kosmisches Maß hat es von Lovecraft empfangen, jenem Autor, von dem Stephen King sagt, er habe ihn gelehrt, die Doppeltheit der Landschaften Neu-Englands zu sehen, das vibrierend Fremdartige unter ihrer vertrauten heimatlichen Oberfläche. Lovecraft meint mit seinen gigantischen Konstruktionen allerdings etwas anderes, nicht eine ethische Größe, sondern ein Problem der Erkenntnis. Es liegt ihnen nicht weniger als eine vollständige Kosmologie zugrunde. Ihm ist die bekannte Welt, wie für Klopstock, ein Tropfen am Eimer des Alls, nur daß das Erhabene sich ins Entsetzliche verwandelt hat; die Figur des Überschwangs weist bei ihm nicht hinan, sondern in den Abgrund. Besser verbleibt man in der seligen Beschränkung des Tropfens, denn die Begegnung mit dem Übergroßen, Uralten tötet vor Schrecken. In solchem Zusammenfall des Neuen, dessen erregende Qualität selbst um den Preis des Verderbens gesucht wird, mit dem Ältesten erweist Lovecraft sich als ein Nachzügler der Moderne, von Baudelaire und besonders Poe – ohne deren konzentrierende Kraft allerdings, die das Neue auf den Grund kreis- oder wirbelförmiger Gebilde zwingt, des Brunnens, des Mahlstroms, der von undurchdringlichen Wolkenbänken umlagerten Antarktis, aber in weiser Beschränkung nicht über das ihr Mögliche hinaus urgiert. Lovecraft dagegen reklamiert die andere Welt verbissen als das Seinige und erleidet in ihrer Schilderung, bei der sich Adjektive wie »unaussprechlich«, »unbeschreiblich grauenhaft« etc. häufen, einen Ohnmachtsanfall nach dem anderen; sein Schreiben hat den Habitus eines dreizehnjährigen Knaben, dessen fragiler Hochmut schon die unausweichlichen Beschämungen des Sexuellen erahnen läßt und verleugnet. Der früheste King wandelt zwar noch ganz auf den Spuren Lovecrafts. »Briefe aus Jerusalem« – »Jerusalem's Lot«, 1970 veröffentlicht (und nicht zu verwechseln mit »Salem's Lot«), versenkt sich in die Form der historischen Briefnovelle (Lovecraft, immerhin, schreibt noch nichts Historisches, sondern von einer, wenn auch schon damals veraltenden, Gegenwart) und fördert aus allen verwunschenen neuenglischen Häusern und verlassenen Puritanerdörfern schließlich einen weltenübergreifenden *Wurm* zutage, der nicht der Komik entbehrt und Indiz dafür sein dürfte, daß ihm die spekulative Richtung Lovecrafts nicht wirklich gelegen hat.

Verschollene Chroniken

Das Problem, wie vom Übergroßen dennoch zu reden sei, ist nicht dasjenige Kings. Wo das Böse sich bei ihm manifestiert, läßt es an farbenfroher Deutlichkeit für die, die es trifft, nichts zu wünschen übrig – schließlich muß es ja, um seinem Begriff gerecht zu werden, erfahren werden können, und sei es im Sekundenbruchteil der Todesangst und der Einsicht, die dem Tod vorausgeht. Auch wenn man in »Es«, das von allen Büchern Kings dem Bösen am eindringlichsten nachforscht, gegen Ende eher beiläufig erfährt, um was für einen trägen Schlawiner es sich da handelt, der jeweils rund 27 Jahre schlummert, dann aufwacht, Hunger kriegt, ein paar Kinder frißt und bei der Gelegenheit auch sonst allerhand Unfug treibt – so heben diese Spezifikationen die Idee des Bösen nicht auf. Doch bleibt es in seiner Unendlichkeit fast erbarmungswürdig auf die menschliche Geschichte bezogen. Was hat dieses Wesen in den Jahrmillionen getrieben, ehe ihm Menschenkinder, die mit dem Geschmack der Phantasie begabt waren, geboten wurden? Es hat sich wohl in seiner Waldeinsamkeit mit Hirschkeulen und dem gelegentlichen Entfachen von Bränden durchfretten müssen, es blieb ihm nichts, als die bei weitem längste Zeit in der allgemeinen grausamen Unschuld der Natur aufzugehen. Wie Gott beugt es sich zu den gebrechlichen Menschen hinab, aber nicht, um sie zu erlösen, sondern um selbst erlöst zu werden.

Zu den bemerkenswertesten Passagen in Kings Büchern gehören die Ortschroniken in »Es«, »Brennen muß Salem« und »Das Monstrum«. In ihnen verzahnen sich auf erregende Weise das Verschollene und das Böse. Sie datieren nicht säuberlich aus der Römerzeit oder dem Mittelalter her, wie die Chroniken europäischer Städte, die oft genug auch baulich auf einer der Zwischenstufen konserviert sind, mit ihren gotischen Spitzen oder barocken Schnörkeln denkmalpflegerisch gleichsam in Kunstharz eingegossen, sondern sie schreiten in die Geschichte zurück wie in ein immer einsameres, wilderes Waldgebirge. Der planen Oberfläche des Jetzt muß das Tieferliegende in sukzessiven Grabungsphasen entrissen werden. Die Qualität der Zeit, *vergangen* zu sein, hängt nicht von der absoluten Zahl der Jahre ab, sondern steht in Korrelation zur Vergeßlichkeit, der überdeckenden Macht der Gegenwart. Das Fachwerkhaus einer südwestdeutschen Kleinstadt, in dem seit fünfhundert Jahren stets behaglich renommierte Gastwirte gesessen haben, wie die Speisekarte dem Gast zusammen mit dem Preis für den Wildschweinbraten verkündet, und von dem das Auge der Überlieferung sich niemals auch nur für ein Jahrzehnt abgewandt hat, ist auch heute noch so schmuck, frisch und nüchtern wie am ersten Tag. Auch die tausend oder zehntausend Jahre, die die Indianer vor Ankunft der Weißen in Maine gelebt haben mögen, sind vom Land unschuldig abgeronnen; »They left no mark«, wie King sagt, und wenn er sich von ihnen dennoch den Waldgeist Wendigo ausborgt, so wirkt das nicht überzeugend. Aber eine Fabrik benötigt nur ein paar Dekaden anonymer Mühsal, in denen kein Arbeiter länger als bis zum nächsten Zahltag und kein leitender Angestellter länger als bis zur nächsten Bilanz gedacht hat, damit aus der Vernachlässigung ein Mistbeet von unberechenbarer Fruchtbarkeit wird, wo die abgetane Zeit nur so ins giftige Kraut schießt. In »Spätschicht« – »Graveyard Shift« deutet King diese Relativität an, indem er siebzig Jahre genügen läßt, in einem vergessenen Kellerraum einer Textilfabrik die unglaublichsten Mutationen hervorzubringen: Vergangenheit, sich selbst überlassen, naturalisiert sich zum Unheil und gewinnt die Mächtigkeit kompletter Erdzeitalter. Haven, die Stadt in »Das Monstrum«, hat wie ein hakenschlagender Hase viermal ihren Namen gewechselt, um immer von neuem zu reiner Gegenwart zu erblühen. Zuerst, als sie 1819 als die 193. Gemeinde von Maine inkorporiert wurde, hieß sie Montville Plantation, da der patriarchalische Gründer sich von einem englischen Adelsgeschlecht Montville herschrieb; danach, ab 1831, Coodersville, weil allmählich die Familie Cooder das Übergewicht bekam; 1864 erfolgte, nach einem Helden des Bürgerkriegs, die Umbenennung in Montgomery; 1878 macht man die Mode des Klassischen mit und ändert in Ilium, obwohl die Mutter des Helden heulend protestiert (der Nachbarort hieß schon Troy); schließlich setzt ein schöner Erweckungsprediger und Scharlatan mit blauschwarzem Haar wie Jesus, bei dem »das Predigen bis zehn gedauert hatte, das Singen bis Mitternacht und das Ficken auf dem Feld bis gegen zwei Uhr morgens«, den Namen Haven durch, bei dem es bleibt, auch als der Prediger, neun uneheliche Kinder zurücklassend, sich aus dem Staub gemacht hat. Jeder Namenswechsel begräbt alles Vorherige wie unter einer hermetischen Lage Lehm, durch die kein Grundwasser mehr dringen kann. Die Geschichtsforschung, die die sieben Kinder in »Es« betreiben, stößt schon beim Rückgriff auf eine Zeit vor nur zwanzig Jahren auf den zähen Widerstand mißtrauischer Eltern, sie dringt wie eine schwarze Messe in die Nacht unversöhnter Rätsel ein. Durch die zunehmende Schwierigkeit dieses Vorhabens perspektiviert die Historie sich schon in vergleichsweise geringer Tiefe und verleiht dem Bösen seine Gestalt; die Panik in der je aktuellen Katastrophe weicht, Schicht um Schicht, dem geräumigeren Entsetzen über dessen historische Ewigkeit.

Ihr sind die Bewohner Amerikas schutzloser ausgeliefert, weil das amerikanische Land sich weigert, jenes Bündnis mit den Menschen einzugehen, welches das europäische eingegangen ist. Dort, wo die Waldränder tausend und die Olivenhaine zweitausend Jahre alt sind, hat es ein geschichtliches und freundliches Gesicht gewonnen – während die Natur Amerikas, die den Namen einer Landschaft nur an wenigen Stellen verdient, ihren Bewohnern als Feindin entgegentritt, sie überwältigt oder aber zugrunde geht unter Maisfeldern und Hochhausschluchten; in jedem Fall jedoch, da sie von Menschenhand keine Bestimmung als die Zerstörung annimmt (um noch in der Zerstörung, fliehend, sich zu rächen), es verweigert, eine menschliche Spur in sich abzubilden. Es ist, als wäre die unvermeidliche Aufgabe, die Menschen zu plagen, die in Europa vom Zorn der Geschichte erfüllt wird, in Amerika dem Land zugefallen, das seine relative historische Milde durch ein Übermaß an Erdbeben, Blizzards, Dürren, Überschwemmungen, Tornados und Heuschreckenschwärmen ausgleicht. Immer reicht der bedrohliche Urzustand, ohne die altweltliche Milderung durch Zonen unterschiedlicher Nutzungsdichte, bis hart an die Haustür: In »Es« ist es ein rings von bebautem Gelände eingefaßtes schäbiges Sumpfgebiet, die »Barrens«, wo das namenlose Wesen seine Heimstatt hat; in »Das Monstrum« berührt das Grundstück, auf dem das Raumschiff so lang unentdeckt hat liegen können, mit seiner schmalsten Seite die Haupstraße, um sich nach hinten in endlose Wälder zu verlieren; das »Pet Sematary« schließt sich, gleich hinter dem gepflegten Vorfeld, jenseits eines wüsten Verhaus gestürzter Bäume an. Die Zivilisation siegt nicht über die Natur, sondern ringt ihr ein Vakuum ab, sie ist ein ausgepumpter Polder unter dem Meeresspiegel, und wenn sie die Augen hebt, so erblickt sie eine hohe Deichkrone, hinter der das ozeanische Element auf die kleinste Unachtsamkeit wartet, um alles zu verschlingen.

Der Lockruf der Angst

Wenn man sich bei Stephen King auf Eines geeinigt hat, dann darauf, er sei ein Meister des Horrors – so die mechanische Anpreisung, meist aus Rezensionen genommen, auf den Umschlägen seiner Bücher und seitenweise auf den Vorsatzblättern, wobei sich von der »Chicago Tribune« zur »Chattanooga News Free Press« der Ton kaum ändert: »Schlägt in Bann ... genug Horror, daß man bei jedem Schatten zusammenzuckt« – »Rechnen Sie damit, in wahnsinnigen Schrecken versetzt zu werden!« – »... läßt die Haare zu Berge stehen und das Blut gerinnen!« – »Läßt Ihre Haut schaudern – Horror vom Feinsten!«, um nur wahllos ein paar Beispiele aus dem Vorspann von »Shining« zu zitieren. »Horror« meint nicht einfach bloß das Übergroße, etwa im Sinn von Schillers Erhabenem, insofern es begonnen hat, feindliche Miene gegen den es Kontemplierenden zu machen, auch nicht nur das kriegerisch Fremde, dessen Archetyp das grüne Männchen mit der Laserkanone ist: Der Horror trägt immer den Zug einer unerwarteten Nähe dessen, was dennoch das ganz Andere bleibt; er ist das nächtliche Gesicht, das sich plötzlich an die Fensterscheibe preßt. Sein Auftreten ruft den Impuls hervor, sich aus einem Traum reißen zu wollen, der, wie man aus wacher Erfahrung weiß, solang er währt, sich durch eine Distanzlosigkeit auszeichnet, wie sie das wache Leben nie erreicht, aber von der

Sekunde des Erwachens in die ohnmächtigste Distanz zurückgewiesen wird. Im Augenblick des vollkommenen Horrors kneifen Stephen Kings Protagonisten sich in den Arm, buchstäblich oder verbal (»Tut mir leid, Leute, aber das muß einfach ein Traum sein. Es ist viel zu absurd für die Realität«), um dann festzustellen, daß der Alptraum nicht zerstieben will. Obwohl King gelegentlich auch von Traumbeschreibungen Gebrauch macht, ist der Traum doch für ihn nur der schwächere Abglanz dessen, was *er* meint, jüngerer Bruder des Horrors wie der Schlaf des Todes, und weit leichter aus dem Feld zu schlagen.

Der Traum selbst schien auszutrocknen und nahm die seltsam ausgedörrte Eigenheit einer überbelichteten Fotografie an. Bald, stellte sie fest, würde er völlig verschwunden sein. Beim Aufwachen waren Träume – wie die leeren Kokons von Zikaden oder die aufgeplatzten Samenkapseln von Wolfsmilch – tote Hüllen, in denen das Leben kurz in heftigen aber vergänglichen Sturmsystemen gewütet hatte,

heißt es in »Das Spiel«. Der Horror hingegen ist eine Hülsenfrucht ohne solche erleichternde Reife, in einer Schote eingeschlossen, die sich zu platzen weigert. Vom Traum hat er die unabweisliche Nähe, aber noch eine zweite Eigenschaft: Er kommt nicht herbei, wenn er nicht insgeheim *gerufen* worden ist. Das unbestreitbare Außen des Horrors – er kann durch physische Verletzung töten – hat zugleich sein Gegenstück im Innern des Ich, dem er widerfährt, ja so sehr klingen Innen und Außen zusammen, daß die Membran zwischen beiden reißt und der Horror schwebt wie durch einen Rilkeschen Weltinnenraum. Schon die Vampire in »Brennen muß Salem« kommen nur dann in die gute Stube, wenn sie ausdrücklich eingeladen worden sind; »Pet Sematary« koppelt die Wiederkehr der Toten an entsprechende Aktionen der Hinterbliebenen; »Das Monstrum« wird freiwillig ausgegraben; der »Sun Dog« kommt aus seiner Kamera nur dann zum Sprung hervor, wenn jemand den Auslöser drückt; den Schriftstellern in »Stark«, »Misery«, »Secret Window, Secret Garden« verselbständigt sich jeweils ein Stück *ihres* Werks; und »Es« ist so entgegenkommend, sich in der Wahl seiner Gestalten den jeweiligen Ängsten seiner Opfer anzuschmiegen. Mit unendlich verführerischer Stimme wispert der Horror dem Schreckensstarren ins Ohr: »Du willst es doch auch.« Man hat nicht Angst, weil es das Schreckliche gibt, sondern das Schreckliche kommt, weil sein Fledermausgehör den Ultraschall-Lockruf der Angst vernommen hat.

Bei Tage sind die Menschen fast sicher vor Geistern und Ghulen und den lebenden Toten, und sie sind normalerweise auch bei Nacht vor ihnen sicher, wenn sie mit anderen zusammen sind, aber wenn jemand allein im Dunkeln ist, ist alles möglich. Männer und Frauen allein im Dunkeln sind wie offene Türen, Jessie, und wenn sie rufen oder um Hilfe schreien, wer weiß, welch gräßliche Wesen antworten? Wer weiß, was mancher Mann und manche Frau im Augenblick des einsamen Todes gesehen haben mag? Ist es so schwer zu glauben, daß einige vor Angst gestorben sind, was auch immer auf dem Totenschein stehen mag? (Das Spiel)

Ein Bild von schauerlicher Größe: ein Wesen, schläfrig, in der Dunkelheit, ohne Züge, aber mit Ohren, die es jetzt, geweckt, aufrichtet, um zu lauschen und sich dann langsam auf den Weg zu machen ... so sieht der Tod der Menschen aus. Nicht weil sie sterben müssen, haben sie Angst vor ihm, sondern wegen ihrer Todesangst müssen sie sterben. Das ist keineswegs so widersinnig, wie es zunächst klingt; denn tatsächlich sind ja Tiere in dem Sinn unsterblich, daß sie von ihrer Sterblichkeit nichts wissen und Todesangst nur akut und fallweise erleben (um sie wieder zu vergessen), während dem Menschen das Wissen von seiner Sterblichkeit als zur Dauer verfestigte Todesangst vor Augen tritt.

Deathclips

Denn der *Tod* ist das Böse. Er ist die Ewigkeit des Historischen; er das Gesetz, das stets als punktuelle Katastrophe zuschlägt und dennoch keine Generation verschont; er ist es, der an keinem Guten einen Gegenspieler zu fürchten hat, seines Sieges immer schon gewiß; er, der größer ist als die Menschen, denen er widerfährt, aber an denen er sich immer erst aktualisieren muß. Er ist das Andere in der Immanenz, das unerreichbar Hiesige; banal, weil er jedem bevorsteht, unvergleichlich, weil er Jedem die Welt vernichtet. Er ist das Allerallgemeinste, das ohne jede Vermittlung über den Einzelnen hereinbricht und in diesem ungeheuerlichen Bruch kein stärkeres Geräusch macht als das Zerknacken eines trockenen Zweigs. King besteht auf dem uneinholbaren Grauen der Sterbesekunde, das er anzudeuten sucht, indem er es zur eigentlichen Todesursache erklärt. Das besondere Leben und den allgemeinen Tod einander anzunähern, diesem immer und notwendig mißlingenden Vorsatz dient die Anlage seiner Bücher, die das Andere ins Alltägliche nahtlos einblenden soll, wie aus einem Pigmentfleck ein bösartiger Tumor erwächst. Stephen King betreibt eine meditatio mortis, nicht im erbaulichen Sinn der Aufforderung, der eigenen Sterblichkeit zu gedenken, sondern als regelrechte Ein-übung in den Tod.

Es hat mich erstaunt, herauszufinden, daß Stephen King das

weiß. Dem Bild, das ich mir von ihm und seinem Schreiben gemacht hatte, hätte es weit mehr entsprochen, daß er es einfach *tut* und für harmloser erklärt, als es ist. Die Passage, die ich meine, steht im Vorwort zu »Nachtschicht« – »Night Shift«:

Furcht macht uns blind, und wir nähern uns unseren Ängsten mit all der typischen Neugier des Selbstinteresses, indem wir versuchen, aus den Hunderten verschiedenen Ängsten auf das Ganze, die eine große Angst, zu schließen, genau wie die Blinden mit ihrem Elefanten [von denen einer den Rüssel berührt und ihn für eine Schlange, ein anderer den Fuß berührt und ihn für einen Säulenbau, ein dritter sein Ohr berührt und ihn für eine Palme gehalten hatte].

Wir bekommen so langsam einen Eindruck von der Gestalt der Sache. Kinder erfassen sie leicht, vergessen sie wieder, um sie als Erwachsene erneut zu lernen. Die Sache ist da, und die meisten von uns kommen früher oder später zu der Erkenntnis, womit wir es bei ihr zu tun haben: Es ist die Gestalt eines Körpers unter einem Tuch. All unsere Ängste ergeben zusammen die eine große Furcht, all unsere Ängste sind Teil dieser einen Furcht – ein Arm, ein Bein, ein Finger, ein Ohr. Wir haben Angst vor dem Körper unter dem Tuch, dieser stummen reglosen Gestalt. Es ist unser Körper. Und die große Anziehungskraft der unheimlichen Phantastik war zu allen Zeiten, daß sie uns als Probeaufführung unseres eigenen Todes [rehearsal of our own death] dient.

Unüberhörbar ist der rechtfertigende Ton: Die »Horror-Fiction« hat eine soziale Aufgabe. King spricht von »allen Zeiten«, aber tatsächlich kann sich diese Aufgabe erst dann so dringend stellen, wenn die Wirklichkeit porös genug geworden ist, daß sie sich nicht mehr scharf gegen das Fiktionale abschließt und darum das Korrektiv des Fiktionalen braucht, um ein zuverlässiges Gefühl von Wirklichkeit zu erlangen. Dieser Zustand ist im Zeitalter des Fernsehens erreicht.

Menschen kamen bei Unfällen um – selbstverständlich, sie glaubte, sie hatte zeit ihres Lebens Hunderte, möglicherweise Tausende »Death-Clips« in den Fernsehnachrichten gesehen. Leichensäcke, die von Schrottautos weggetragen oder mit Medi-Vac-Schlingen aus dem Dschungel gezogen wurden; Füße, die unter hastig ausgebreiteten Decken hervorragten, während im Hintergrund Gebäude brannten; blasse, stammelnde Zeugen, die in Gassen oder Bars auf Lachen voll klebriger dunkler Flüssigkeit deuteten. Sie hatte den weißverhüllten Leichnam von John Belushi gesehen, der aus dem Chateau Maremont Hotel in Los Angeles getragen worden war; sie hatte mit angesehen, wie der Hochseilakrobat Karl Wallenda das Gleichgewicht verlor, schwer auf das Kabel stürzte, das er überqueren wollte (es war zwischen zwei Hotels gespannt gewesen, glaubte sie sich zu erinnern), dieses kurz packte und dann in den Tod stürzte. Das hatten alle Nachrichtensender immer wieder ausgestrahlt, als wären sie davon besessen gewesen. Daher wußte sie, daß Menschen bei Unfällen ums Leben kamen, natürlich *wußte sie das, aber bisher war ihr einfach nicht klar gewesen, daß* Menschen *in diesen Menschen wohnten, Menschen wie sie, die nicht die geringste Ahnung hatten, daß sie nie wieder einen Cheeseburger essen, nie wieder eine Folge von »Riskant« sehen (und bitte vergessen Sie nicht, daß Ihre Antwort als Frage formuliert sein muß) oder nie wieder ihre Freunde anrufen würden, um ihnen zu sagen, daß Penny-Poker am Donnerstagabend oder ein Einkaufsbummel am Samstagnachmittag eine prima Idee wäre. Kein Bier mehr, keine Küsse mehr, und die Fantasie, während eines Gewitters in einer Hängematte Sex zu machen, würde auch nicht mehr in Erfüllung gehen, weil man zu sehr damit beschäftigt war, tot zu sein. (Das Spiel)*

Fernsehen besitzt die Autorität des Wirklichen und die Folgenlosigkeit des Traums. Wer in diesem Medium den Tod betrachtet, lädt eine verhängnisvolle Schuld auf sich: Er erlebt den gewaltsamen Tod, den man früher nur selten ohne eigene Gefahr erblickte, als Schauspiel und beraubt ihn des Ernsts, der ihm, da er die süße Gewohnheit des Daseins unwiderruflich abschneidet, zukommt. Mit dem eigenen baldigen Sterbenmüssen konfrontiert, steht man dann fassungslos wie vor der ersten Realität, die einem im Leben widerfahren ist. Jessie, die Romanfigur, die hier dem Tod ins Auge blickt, will, hilflos zwar in der Formulierung (»daß da Leute in den Leuten *drinsteckten*«), späte Sühne leisten für alle je konsumierten Death-Clips, um für sich selbst, wenn sie schon sterben soll, wenigstens den Trost des feierlich besonderen Augenblicks zu finden, den die immer wieder abgespulte Szene des Todes so hämisch verweigert. Der Leser, der (noch) nicht sterben muß, darf die Protagonistin auf ihrem Weg begleiten; er fühlt sich in sie ein, wie sie sich einzufühlen sucht. So wächst dem Horror-Roman kathartische Wirkung zu. Nicht von Furcht und Mitleid reinigt er, sondern von der schmutzigen Last der Fernsehbilder, die niemals so »betroffen« machen, daß sie betrachten nicht doch hieße: gaffen.

Jessie und der Hund

Das Todesproblem, sollte es je bezwungen gewesen sein, ist wieder da, und ungebändigter als zuvor. Das Christentum hatte behauptet, es gelöst zu haben – »Tod, wo ist dein Stachel?« war sein triumphierender Kampfruf. Aber es hatte sich dabei zuviel auf einmal vorgenommen, nämlich mit einem Streich des Todes und der Toten ledig zu werden. Das sind zunächst zwei ganz verschiedene Dinge: Der Tod betrifft die Zukunft der Lebenden, die Toten drängen zu ihnen aus der Vergangenheit heran, eine doppelte Drohung. Dem älteren Denken schien das zweite gewichtiger; es wollte ihm nicht einleuchten, daß die Toten sollten annihiliert worden sein, es hielt sich an das Gesetz der Trägheit, das besagt, daß kein Zustand sich ohne zulängliche Ursache ändert, und das Sterben schien dies für den Tod nicht zu sein: So wenig konnte den Übergang in ein ganz unvorstellbares Nichts unmöglich herbeiführen. Die Toten, depotenzierte Menschen und damit durchaus nicht einverstanden, mußten also irgendwo untergebracht werden. Sie gingen in den Busch oder vergleichbare Orte, grollende Gespenster an der Peripherie des von den Lebenden bewohnten Raums, die jenen die Ausschließlichkeit der Verfügung über die Lebensgüter – die primären wie Stoffwechsel, Sonnenlicht, Sexualität, die sekundären des materiellen Besitzes – neideten. Man mußte sie, um ihren berechtigten Unwillen zu beschwichtigen, mit kleinen symbolischen Portionen dieser Lebensgüter bedenken; vielleicht taten sie dann sogar das ein oder andere für einen, da sie ohnehin keine Hoffnung und sonst keine Beschäftigung hatten. So entstanden das Opfer und die Religion. Das Christentum nun stellt den Toten nicht mehr nur eine Abstellkammer mit zeremonialer Abspeisung zur Verfügung; sondern indem es die Toten von der Erde (wo sie sich bei den Heiden mehr oder weniger immer befunden hatten) weggenommen und ins Paradies versetzt hat, sollte das auf einmal sogar viel besser als das Leben selbst sein und der mürrische Waffenstillstand zwischen Toten und Lebenden sich endlich in einen wahren Frieden verwandeln. Und zugleich wären die Lebenden von der Angst vor der schattenhaften oder nichtigen Zukunft befreit. Das war zu schön, um wahr zu sein, und von einigen wenigen Ausnahmen abgesehen, waren die Christen auch nicht so begierig nach diesem Jenseits des Lebens, wie sie es, um ihrer Verheißung die Ehre zu geben, hätten sein müssen. Vor einiger Zeit war in der Zeitung von einem achtjährigen Mädchen zu lesen: Als seine Mutter starb, legte es sich auf die Eisenbahnschienen, um sich überfahren zu lassen und bei ihr im Paradies zu sein. Gewiß, den Christen ist der Selbstmord als Todsünde, als anmaßender Eingriff in Gottes Befugnisse verboten. (Warum eigentlich?) Aber selbst wenn dem nicht so wäre und wenn es jedem Christen freistünde, seinem Leben nach Belieben ein Ende zu setzen, so blieben sie dennoch wohl alle vereint in der Ansicht, daß das Paradies jedenfalls noch früh genug käme, und die Schienen lägen am Morgen keineswegs voll von ihnen. Kein Paradies würde sie veranlassen, ihr Erdenleben auch nur um einen Tag abzukürzen, und sie würden fortfahren, wie sie es tun, Wein zu predigen und Wasser zu trinken.

Wenn nun aber das Christentum mit seinen hochgespannten Versprechungen zusammenbricht, dann bleibt gar nichts. Es läßt sich nicht einmal der so viel dürftigere ältere Zustand wiederherstellen, als Lebende und Tote miteinander wie zwei feindliche Stämme vorsichtig einen Kompromiß aushandelten, der zwar die einen nicht ganz von der Angst und die anderen längst nicht von der Not befreite, aber doch so einigermaßen funktionierte. Im Totenreich herrscht nunmehr völlig unversorgte Anarchie, und die Toten, deren niemand gedenkt und denen keiner opfert, müssen sich wieder, wie in den ältesten Zeiten, holen, was sie brauchen: das Leben der Lebendigen. Bei aller professionellen Berechnung auf die Gänsehaut der Leser (die den Lebenden zugehören) läßt Stephen King doch auch Verständnis erkennen für die Totenvernunft, die seinen kannibalischen Monstren eignet. In »Das Spiel« tritt, in personaler Perspektive, ein Hund auf, das alte Leichentier, und es kommt zum Showdown zwischen ihm und Jessie, der Protagonistin des Buchs, die in einer abgelegenen Sommerhütte nackt und hilflos ans Bett gefesselt ist, nachdem ihren Ehemann, der solche Spielchen mochte, mittendrin der Schlag getroffen hat: jetzt liegt er tot vor ihr auf dem Fußboden.

Der Hund sah sie noch einen Augenblick an, knurrte weiter, bedrohte sie mit den Augen. Eines wollen wir klarstellen, Lady, sagten diese Augen. Du ziehst deine Sache durch, und ich meine. So lautet der Deal. Klingt gut? Sollte es, denn wenn du mir in den Weg kommst, mach ich dich fertig. Er ist sowieso tot – das weißt du so gut wie ich, warum sollte er also vergeudet werden, wo ich am Verhungern bin? Du würdest es genauso machen. Ich bezweifle, ob du das jetzt schon weißt, aber ich denke, früher oder später wirst auch du auf den Trichter kommen, und zwar eher früher als später.

Der fragliche Leichnam steht für alles, was die Lebenden dem anderen Reich vorenthalten. Was dessen Gesandter vorschlägt, ist maßvoll und überlegt und hebt sich damit vom kreischenden Egoismus der Witwe, die ihm nicht das Geringste gönnen will, vorteilhaft ab. Der Hund regt an, da alle sonstigen Regelungen in der »neuen Weltordnung«, wie es ironisch heißt, nicht mehr gelten, wieder an dem Punkt zu beginnen, wo Opfer und Religion und die Idee der Teilhabe entstanden sind. Die entsetzte Frau verweigert das und schafft mit dieser Weigerung erst die Bedingung für den wahrhaft atavistischen Zustand, wo die Toten nicht *etwas,* sondern *alles* von den Lebenden wollen, also *böse* werden.

Stephen Kings Totengeister toben darum mit solch finsterer Erbitterung, weil sie doppelt enterbt sind: nicht nur um das christliche Paradies betrogen, sondern selbst um jenen Tribut, den ihnen die Heiden gezollt hatten, wenn sie ihnen zur Fristung ihres Schattendaseins das Schälchen Milch vor die Tür stellten. Aber was sollen die Lebenden tun? Ihr Vorzug, lebendig zu sein, ist ein zufälliger und transitorischer, auch sie sind ja schon als die künftigen Gespenster designiert. Zur ernsthaften Beiläufigkeit des Schälchens Milch fehlt ihnen die Ahnenfrömmigkeit. Solange sie aber lebendig sind, können sie vom Lebenssaft beim besten Willen nichts abgeben, ohne ihn schmerzlich zu vermissen – wie sich am deutlichsten an den Vampiren weist: Die Lebenden müssen in dem Maß erbleichen, wie die Toten ihnen das Blut abzapfen, denn für beide langt es einfach nicht, und daran scheitert der von den Vampiren vorgeschlagene Kommunismus des Bluts. Was das Geld im Verkehr der Lebenden zueinander, das ist das Blut im Verhältnis der Lebenden zu den Toten: das allgemeine Äquivalent, das Beziehungen kraft seiner Flüssigkeit und seiner Knappheit stiftet.

So täten beide Gruppen, Tote und Lebende – anstatt daß die Lebenden engherzig und kurzsichtig auf ihre geringen und hinfälligen Privilegien pochten und die Toten einen unfruchtbaren Neid hegten, der nie erhalten kann, was er wünscht –, gut daran, die Gemeinsamkeit ihrer Lage und ihres Interesses zu erkennen. Das Übel, das sie beide trifft, trägt den Namen der *Ge-*

schichte: des Mißverhältnisses zwischen der Unzahl unwiderrufener Individuen, die ihre Tiefen bevölkern, und dem lächerlich winzigen Proviant, der zu ihrer Unterhaltung je aktuell zur Verfügung steht: so wenig besonnte Erde, so wenig warmes Blut, *ein* Dotter, von dem hundert Generationen zehren müssen. Das Problem der Toten, die die Lebenden auf ihre eigene Weise, mit der Vergangenheit bedrohten, schien sich erst vom Problem des Todes, für jeden Lebenden ein zukünftiges, abzuspalten. Aber es erweist sich nunmehr als dessen Aspekt: als eine andere Seite des Unrechts, das allen Lebenden widerfahren ist oder wird; und nur insoweit gehören die Toten dem Bösen an, als sie ihm schon erlegen sind. Das eine aber haben die Lebenden den Toten voraus: Sie allein sind dagegen klagefähig und sollten diesen Vorzug nutzen, einen Präzedenzfall zu schaffen, der allen zugute käme, den Toten und den Tieren.

Je älter das Denken, desto bereitwilliger wird es dieses Unrecht zugeben; der Glaube an Gespenster, mit all seiner düsteren Färbung, stellt das naheliegende Modell einer Welt dar, in der das auch durch den Tod nicht umkehrbare Prinzip der Individuation mit dem beschränkten Raum der bewohnbaren Erde kollidiert und eine dauerhafte Notlösung angestrebt werden muß. Späteres Denken will dem Problematischen des Todes entweder dadurch ausweichen, daß es ihn nur als Vorspann künftigen ewigen Lebens und einen kleinen Unfall auf dem Weg dorthin, eine Art Impfnarbe der Seele begreift – so das Christentum – oder seine auslöschende Notwendigkeit für jenseits aller Erörterung erklärt, für eine Finsternis, die so dicht ist, daß auch der forschendste Blick sich niemals akkomodieren und nie den kleinsten Anhalt finden wird. Er soll so klein sein, daß es nicht der Rede wert ist, oder so übergroß, daß es die Rede verschlägt. In jedem Fall soll von ihm nicht geredet werden. Es soll darum jetzt vom Tod die Rede sein.

Todeströstungen

Tatsächlich verhält es sich ja keineswegs so, daß mit dem Leben der Tod auch schon mitgesetzt, der Tod im Leben automatisch mitenthalten wäre. Kein Lebewesen hat mit seinem bloßen Vorhandensein bereits in den Tod gewilligt, den man sich demnach vorzustellen hätte wie das Kleingedruckte eines arglistigen Vertrags. (»Du sagtest ›leben‹ laut und ›sterben‹ leise«, heißt es bei Rilke von Gott, der dabei die Züge eines unseriösen Staubsaugervertreters annimmt.) Die Tiere mindestens, als Unmündige, wären dann Betrogene; und auch die Menschen, die ja keine Wahl haben, bzw. nur die eine, zynische, das Leben, dessen Klausel ihnen nicht zusagt, auszuschlagen, indem sie eben jene Klausel zu vorgezogener Anwendung bringen. Bei Leben und Tod handelt es sich um zwei separate Rätsel – wenngleich natürlich zugestanden sei, daß der Tod in dem Maß das geringere der beiden darstellt, wie es einfacher ist, etwas Kompliziertes kaputtzumachen als zu bauen. Wie es dazu kam, daß aus der gelassenen Ebene des Unbelebten sich die fieberhafte Gestalt des Lebendigen erhob, muß getrennt davon erklärt werden, weshalb es dann wieder dem Untergang bestimmt ist. Es leuchtet ein, daß etwas so Heikles wie ein Lebewesen besonderer Gefährdung ausgesetzt ist, aber daraus folgt nicht die *Ausnahmslosigkeit* seiner Zerstörung, so wenig wie aus einem Mietverhältnis dessen Kündigung – es *kann* jederzeit gekündigt werden, darin besteht sein Wesen, aber es *muß* nicht. Das Leben selbst kann nicht zulängliche Ursache seines Todes sein – ist es auch in seiner ursprünglichsten Form nicht, bei den Einzellern und ihrer Methode der einfachen Zellteilung: ein Eltern-Kind-Verhältnis läßt sich bei den zwei neuen Zellen, die spiegelbildlich gleich auseinanderschwimmen, beim besten Willen nicht ansetzen, und also ist bei ihnen Fortpflanzung identisch mit ewiger Selbsterhaltung, seit nunmehr bereits mehreren Milliarden Jahren. Daran bleibt festzuhalten gegen die weithin metaphorischen Tröstungsversuche, die sich nach dem Erlöschen der christlichen Verheißung empfehlen möchten.

Der erste dieser Tröstungsversuche ist die Metapher vom Lebenslicht, die besagt, das Leben sei ein Phänomen wie das Feuer: scheinbar stillstehend, brauche es einen mitgebrachten Vorrat auf wie das Wachs einer Kerze oder Öl einer Lampe. Bleibt man indessen im Bilde, welches das Verhältnis des Lebens zu seinem materiellen Substrat darstellen soll, so fiele dem Leben nicht die Rolle der allmählich sich den Stumpf hinabfressenden Flamme zu – diese entspräche trotz ihrer Reinheit vielmehr dem kontinuierlichen Strom der Ausscheidungen –, sondern die des Dochts, dessen Prinzip nicht im Verbrauch der festgesetzten Menge besteht, sondern im Ineinandergreifen des Ansaugens und Aushauchens, verkohlt und fragil, »brennend, aber nicht verzehrt«, wie es in einem Gedicht von Brecht heißt, und grundsätzlich in der Lage, unendliche Mengen Brennstoff durchzuschleusen. Die Vorstellung, daß Leben eine Vergewaltigung der Materie bedeute, die sich an ihrem Vergewaltiger schließlich in dessen Erschöpfung und Auflösung rächen müsse, liegt auch dem Freudschen Thanatos-Trieb zugrunde. Noch der Tod, der an den Menschen von *außen* herantritt, wird von Freud mit einer extremen Anstrengung als *psychologisches* Problem behandelt: Wer stirbt, soll den Tod als das Seinige erkennen – eine ungeheuerliche Zumutung. Freud schreckt dann doch davor zurück, es so zu formulieren, aber Rilke (der mit der Psychoanalyse in Querverbindung steht), treibt es begrüßenswerterweise ausdrücklich bis zu dieser Konsequenz: im »Malte« wird der Tod ausführlich als eine Frucht geschildert, die den Männern in der Brust, den Frauen im Schoß sitzt und dort »reift«, und Rilkes Bedauern gilt denen, die nicht dazu kamen, ihren eigenen Tod zu »leisten« und ihn stattdessen grün pflücken müssen – wogegen der Tod des alten Brigge, der wochenlang durch sein Gebrüll seine Umgebung tyrannisierte, ein Ziel sei, aufs innigste zu wünschen... Sowohl Rilke als auch Freud, jeder auf seine Weise, singen dem Leben ein Schlaflied, wie einem kleinen Kind, das man säuselnd überreden will, wie müde es in Wirklichkeit ja schon wäre. Es ist die dürftigste der abendländischen Todesbeschwichtigungen.

Soweit also die erste Tröstung, die aus der Stetigkeit des individuellen Stoffwechsels dessen Endlichkeit deduzieren möchte. Eine zweite dagegen weitet den Blick über das individuelle Dasein hinaus, dessen Grenzen sie bloß als Phasen eines größeren Stoffwechsels verstanden wissen will. Denn, so sagt sie, dauert das Leben nicht über den Tod des Einzelnen hinaus fort? Und lebt dieser nicht gewissermaßen in seinen Nachkommen weiter? Das ist eine uneigentliche, ungenaue Art, sich auszudrücken, und ehe man es sich versieht, ist man von dort aus schon beim Eigentlichen gelandet: Im Grunde handle es sich ja nur um einen Wechsel von Diastole zu Systole, das Leben konzentriere sich in seine Geschlechtszellen hinein und expandiere aus diesen wieder zu der aktuellen Imago; es wahre insgesamt, nicht anders als das Individuum je für sich auch, seine Form über den Wandel der Materie hinüber, an der es sich jeweils verwirkliche. Wer aber wäre *Subjekt* dieses Vorgangs? Die Antwort darauf ist schon mit untergelaufen: Das Leben – also niemand, eine gewalttätige Abstraktion, ähnlich Hegels Geist der Geschichte. Im animalischen Reich ist der Vorgang der Individuation zu früh und tiefgreifend durchgeführt worden, als daß die absolute Trennung der Einzelnen noch zurückgenommen oder relativiert werden könnte. Tiere und Menschen haben keine Wurzeln und keine Ableger; ihre Kontur ist völlig scharf und ausläuferlos, ohne Ansatzpunkt für Wucherungen, mit allen Vieren können sie sich vom Boden losschnellen und zerschneiden im Sprung, ringsum von nichts als Luft umgeben, allen chthonischen Zusammenhang. *Nur dieses Wesen* ist die zusammengehörige, empfindende Einheit allen Lebens oberhalb des pflanzlichen, nur dieses Wesen (und allenfalls noch die Wonne der Paarung und die zumeist rasch vergehende Bindung des Muttertiers an die Kinder – was freilich alles beides vom Individuum *erlebt* werden muß) ist dessen reale Größe; alles, was darüber hinausgreifen will, bedeutet demgegenüber nur klassifikatorische Übereinkunft. Daß auch die Zugehörigkeit zu einer Spezies (von einer Horde oder einem Genus ganz zu schweigen) dem Individuum äußerlich bleibt, hat erstaunlicherweise gerade Darwins Abstammungslehre fühlbar gemacht, die doch unzweifelhaft die *Spezies* zum Subjekt des Lebens erklärt; nach ihr sind es eben die Spezies, die miteinander um Lebensraum konkurrieren. Das Bedenkliche an dieser Konzeption beginnt schon bei der Frage hervorzutreten, worin der Erfolg der Spezies eigentlich bestünde. Darwin selbst betont, daß weder die Größe der Individuen noch ihre Langlebigkeit ein evolutives Ziel als solches seien; was aber dann? Wäre es die Individuenzahl, hätten sich längst schon alle Elefanten in Mücken verwandeln müssen; die Globalität kann es auch nicht schlechthin sein, denn ihr steht die offenkundige Tendenz zur Spezialisierung gegenüber; und dann bleibt an möglichen Parametern schon nicht mehr allzuviel übrig. Bezieht man den Vektor der Zeit mit ein, so wird die Spezies vollends zum Paradox. Denn worin bekundet sich ihr Erfolg? In ihrer Anpassungsfähigkeit – nicht angepaßte Spezies sterben aus. Anpassungsfähigkeit aber heißt nichts, als daß die Spezies gleitend übergeht in eine andere, die nicht mehr sie ist – so daß man besser sagt, sie gehe in ihr unter, denn sie verschwindet nicht anders als der unangepaßte Verlierer. Das hat sie mit dem bürgerlichen Subjekt gemein, aber bei diesem bleibt, gleichgültig welche Verwandlungen und Verrenkungen sich in seiner Seele vollziehen, der alte Kadaver immer noch anhand des Paß- und notfalls des Fahndungsbildes identifizierbar; was auf die transformierte Spezies nicht zutrifft. Darwin betreibt die Historisierung der Natur – aber mit einem noch verheerenderen Resultat als bei der Historizität der Geschichte: Denn während die historische Geschichte der Menschen immerhin noch insofern einen Gehalt hat, als sie die Reihen der kenntlichen Individuen in sich aufbewahrt, wenngleich auch vielleicht sinnloserweise – wird die historisierte Geschichte der Natur zwangsläufig zu einem psychedelischen Gemälde ineinanderlaufender Schlieren: sie hat ja nicht einmal richtige Leichen im Keller. Es läßt sich nicht mehr angeben, ob es die Gattung ist, die als Soldaten ihre Spezies ins Feld schickt, oder die Familie ihre Gattungen, oder die Ordnung ihre Familien, usw., bis hinauf zu den höchsten taxonomischen Einheiten. Schließlich bleibt nur *Das Leben* nahezu als eine göttliche Substanz, an der allerdings verwirren muß, daß sie in so viele Hunde und Schweine auseinandertrat. Ihre Vollkommenheit besteht in ihrem unbeschränkten Vermögen, sich jeder denkbaren Unvollkommenheit vollkommen anzuschmiegen, und zwar, wie es selbst dem wahrhaft vollkommenen Gott der Christen erging, stets auf Kosten der jeweiligen Inkarnation; sie müßte sich denselben Spott gefallen lassen wie der Gott der Pantheisten, von dem es hieß, daß er offenbar auch in jedem von uns Zahnschmerzen erlitte. Daß Darwin hierin kein reines Gewissen hat, läßt sich daran erkennen, daß er sich *entschuldigt:* die Individuen merkten wohl, wenn sie im Kampf ums Dasein gefressen werden, hoffentlich nicht allzuviel. »Life is Life!« – *das* läßt die Evolutionstheorie als ihren Kern erkennen; das Allgemeine gratuliert sich tautologisch zu sich selbst und stürzt alles Besondere in den Tod. (Immerhin, Darwin, als einem zivilen Charakter des 19. Jahrhunderts, mißbehagte das noch.)

Wenn man so weit gekommen ist, verlohnt sich ein Blick auf Schopenhauer. Schopenhauer hat zwar, wie Darwin, die Vorstellung eines größeren Ganzen, das die Individuen hinterfängt, nur daß es sich bei ihm nicht implizit um das Leben, sondern explizit und in noch größerem Maßstab, dem auch das Leben sich einfügt, um den Willen handelt, der kontinuierlich von den Steinen hinaufzieht bis ins Genie. (Mit dankenswerter Deutlichkeit hat Schopenhauer erläutert, was dieser betreibe: Der Wille – will; wogegen Darwin gezaudert hat, den analogen, seiner Theorie inhärierenden Satz auszusprechen: daß das Leben lebe.) Aber gegen Darwins Verzeitlichung der Natur würde er sich entschieden zur Wehr setzen. Er beharrt auf der Idee der Spezies, und daß eine Spezies soll ausgerottet worden sein können, wie etwa die Dronte, beunruhigt sein Ordnungsgefühl tief. Was er an der Historisierung der Natur so sehr haßt, daß er sogar vor der menschlichen Historizität die Augen zu verschließen sucht, das ist die dann unvermeidliche Degradierung der Individuen zu bloßen Vorläufern ihrer Nachfolger, und das heißt: ihre Umwandlung von einer vollgültigen Manifestation des Willens in ein bloßes Mittel zum Weitermachen, wenn nicht gar Bessermachen. (Daher vermutlich auch sein unversöhnlicher Haß gegen Hegel.) Indem Schopenhauer das Leiden ins Zentrum seiner Weltbetrachtung rückt, hat er das Individuum zur entscheidenden Kategorie erhoben: denn leiden kann nur dieses. Bei dieser Schärfe seiner Konzeption bleibt er dann allerdings nicht; so ausnahmslos und allgemein sieht er das Leiden am Werk, daß ihm die Grenzen verschwimmen, das rein individuelle Substrat des Leidens abhandenkommt und der Pessimismus Muße findet, sich selbst als solchen zu begreifen. Dem Pessimismus und der Naivität, diesen beiden reinen Toren im Reich des Geistes, bekommt die Selbstbesinnung überhaupt nicht, es hebt sie auf. Wenn Schopenhauer schließlich, mit Blick auf den Tod und die Toten, tröstet: »Wir sind noch alle beisammen« und zum Beleg die Katze anführt, die, egal wie viele Jahrzehnte ins Land gehen, immer nur dieselbe sei, wie sie da am Fenster liegt: denn sieht sie uns nicht an mit genau derselben Trägheit und Spannung wie ihre Urgroßmutter, an die wir uns noch gut erinnern? –, dann wird er seiner eigenen Einsicht in das Leiden untreu, das die Individuen in ihren Häuten gnadenlos voneinander scheidet. Als Till Eulenspiegel in einer Schenke von einem Haufen betrunkener Bauern gebeten wurde, ihnen zu helfen, sie fänden ihre Beine nicht mehr auseinander – nahm er einen Knüppel, fuhr damit in das Knäuel, und sofort war für Klarheit gesorgt. *So* funktioniert Schopenhauers Leiden in praxi, es stiftet keine Gemeinschaft, im Gegenteil, und schon gar nicht hilft es über den Tod hinweg, sondern wird in seiner Einsamkeit von ihm gekrönt.

Amerika und der Serial Killer

So gibt es weder Grund noch Trost für den Tod. Diejenige Gesellschaft, die das am genauesten weiß, ist die amerikanische. Es ist nicht richtig, zu sagen, sie verdränge ihn; sie akzeptiert ihn einfach nicht. Und warum sollte sie auch? Traditionelle Gesellschaften, z. T. selbst noch die europäischen, haben ihre Tricks, um den Prozeß der Reifung aufs Grab schmackhaft zu machen. Wenn jungen indischen Frauen das Leben in der Familie ihres Mannes zur Hölle gemacht wird, so liegt der objektive Sinn dieser Veranstaltung darin, daß sie den Tag herbeisehnen, wo auch ihnen die Brüste erschlaffen und die Zähne ausfallen und sie ihrerseits endlich als Schwiegermütter das zänkische Regiment antreten dürfen, das sie als Schwiegertöchter so lang erdulden mußten. Der Höhepunkt der physischen und der sozialen Entwicklung werden auseinandergerückt, um durch ein künstliches Gleichgewicht über die natürliche Abschüssigkeit des Lebenswegs hinwegzutäuschen. Das stiftet Frieden, weil keiner je alles entbehren muß, aber es verstimmt und verkrüppelt auch, weil niemand je alles genießen darf. Es ist ein Arrangement der Entsagung.

Amerika dagegen setzt als sein Ideal, wie die Natur es empfiehlt, die Jugend und weigert sich, denen, die sich dem Tod nähern, anderweitige Abfindungen anzubieten. Das ist grausam; aber geeignet, das, was der Tod und seine Vorboten jedem einzelnen antun, ins rechte Licht zu rücken. Er selbst wird in Amerika, verdeckt nur durch eine dicke kitschige Schminke, die sofort abgeht, wenn man hinlangt, als ein Scheitern begriffen, ja als ein Versagen, failure, und sei es in der gnädigen Form eines heart failure.

Es wäre ungerecht, Amerika der Nekrophilie zu bezichtigen; es verhält sich nur so, daß sein nüchterner Realitätssinn den Tod und seinen Vorspann, das Alter, als die finale Katastrophe einschätzt, die sie sind, und darüber möglichst viel wissen will – zu Lebzeiten natürlich, denn wann sonst. Daß der Tod das allgemeine Los wäre, mit dieser Auskunft gibt sich Amerika nicht zufrieden, ist er doch für jeden, den es trifft, das unverwechselbar eigene. Selbst die künftige Witwe, die am Sterbebett ihres Mannes die verzweifeltsten Tränen vergießt, wird ihn damit nicht über diese unaufhebbare Differenz hinwegtrösten, denn sie bleibt ebenso eindeutig am Leben, wie er, von ihrer fortdauernden Existenz messerscharf abgetrennt, stirbt. (Und hätte sich selbst die Sitte der Witwenverbrennung im Westen durchgesetzt, so würde auch das an der Vereinzelung des Todes nicht rütteln.) Das Zusammenspiel von Besonderem und Allgemeinem des Todes faßt Amerika, indem es die Todesfälle als *Reihe* deutet. Dies gibt sich im Washingtoner Vietnam-Memorial zu erkennen, das die Namen *aller* in Vietnam gefallener und vermißter Amerikaner auf riesigen schwarzen Platten festhält und damit die Aufgabe des Gedenkens erfüllt zu haben meint; in der Fülle von Stiftungen, die jeweils eine bestimmte letale Krankheit erforschen und bekämpfen sollen; am klarsten aber in der amerikanischen Faszination durch den *Serial Killer.*

Der Serial Killer wird in zwei Ausführungen geliefert, der ambulanten und der stationären. Der erste Typus, der mehr oder weniger ungestört in einem Land mit großer Mobilität und ohne behördliche Meldepflicht vagabundiert, seine Opfer auf Müllhalden und in Straßengräben zurücklassend, bezeugt die

Unsicherheit des öffentlichen Raumes; der zweite, insgesamt als noch grauenhafter empfundene, in dessen Garten oder Keller man schließlich dreißig, vierzig Skelette zutage fördert, die Sicherheit des häuslichen Bezirks; beide zusammen aber die anarchische Verfassung einer Gesellschaft, die sich das Motto »My home is my Castle« von Grund auf zu eigen gemacht hat. In Europa dagegen, wo man daheim niemals so ganz ungestört und draußen niemals so ganz ausgeliefert ist, wo die Landkarte zwischen den Pünktchen heimischer Festungen und den Staatsgrenzen noch Zwischenstrukturen aufweist, bilden sich höchstens Kümmerformen des Serial Killer heraus, und ein angemessenes deutsches Wort für ihn fehlt dementsprechend.

Durch den Massenmörder wäre er jedenfalls höchst unzulänglich übersetzt; in dieser Vokabel steckt nur das Allgemeine des Todes, sein Besonderes geht darin unter. Massen mordet er schließlich doch nicht, hierin wird er vom kleinsten Krieg beschämt. Dafür aber mißt er jedem der Opfer, mit dem er sich befaßt, den Tod von Hand an, und so oft sein Handeln sich auch wiederholen mag, er widmet sich jedem Fall ganz; jene Beiläufigkeit, die den Tod im Krieg auszeichnet, kennt er nicht. Der Serial Killer arbeitet ganz allein, in Kenntnis des Preises, den er dafür zu zahlen hat als Einsamkeit und Risiko. Er tut es auch nicht aus niederen Beweggründen wie z. B. Raub oder auch, weil er das Fleisch seiner Opfer in Mangelzeiten als Wurst verkaufen will, wie der deutsche Massenmörder Hamann, sondern gewissermaßen selbstlos. Was er tut, trägt seinen Zweck in sich; er ist nicht Nutznießer fremden Ablebens, sondern Engel des Todes. (Die Amerikaner fühlen sehr genau, daß es ihn in seiner Bestimmung schmälern müßte, wenn ihm die Todesstrafe vorenthalten würde; solche Wesen sind nicht für die Käfighaltung gedacht.) Selbst die Sexualität ist dem Serial Killer nur Vorwand, eine oberflächliche Rationalisierung dessen, was er von seinen Opfern wirklich will; wenn er sie vergewaltigt, so ist das nur, wie wenn er mit geblähten Nüstern den Geruch ihres Fleisches einsöge, eine verheißungsvolle Ahnung des wahren Bratens. Der Serial Killer strebt danach, sich die Tiefe des fremden Leibes zu erschließen, in die Form des Giftmischers oder Pistolenhelden prägt er sich nicht aus; auch mit dem Amokläufer, der in Schulhöfen und Schnellimbissen mit halbautomatischen Waffen auftritt, hat er nichts zu schaffen. Der Serial Killer will zerfleischen, zerstückeln; letztendlich fressen, denn nur dieses Mahl schöpft die sterbliche Körperlichkeit des Opfers ganz aus, und jeder andere Gebrauch, der von der Leiche gemacht wird, wäre eine Verschwendung der kostbaren Gabe und ginge ihr nicht auf den fleischlichen Grund. In »Schweigen der Lämmer« wurde der eigentlich gesuchte Mörder, der sich lediglich aus den Häuten der Ermordeten ein Gewand nähte, also an ihrer Oberfläche verweilte, mühelos von der anderen Figur, der des Kannibalen, ausgestochen. In der wirklichen Welt ist König der Serial Killer Jeffrey Dahmer, der seinen noch lebenden Opfern die Hirnschale aufbohrte und Salzsäure hineingoß, die vor Gestank fast ohnmächtige Polizei in seiner Mietwohnung in Milwaukee durch Berge faulenden Fleischs führte und die Köpfe aus dem Kühlschrank zog – während der Kinderschänder John Gacy, alias Pogo der Clown, trotz höherer Leichenzahl nur einen ehrenvollen zweiten Platz belegt. Das Motiv des kannibalischen Serial Killer berührt auch Stephen King in »Das Spiel«, er spielt damit am Rande seiner Bücher, aber er hat offenbar bislang keinen Weg gefunden, von dieser gewaltigen Quelle Wasser auf seine Mühle zu leiten. Der Eigenart seines Schreibens entsprechend, *muß* King sich bereits Gedanken gemacht haben, wie sich der Serial Killer auch belletristisch verwenden ließe. Doch scheint die Grundkategorie von dessen Dasein, die Reihe, mit den Erfordernissen des Romans nach Entwicklung und Klimax unvereinbar. Der qualitative Zuwachs durch die wachsende Quantität bleibt Geheimnis und Besitz des auf eigene

Rechnung agierenden Praktikers, das er mit den literarischen Kiebitzen nicht teilt.

Grauen, Scham und Ekel

Der Serial Killer also bleibt bis auf weiteres ein der fiktionalen Literatur (obschon nicht notwendig dem Film) entzogenes Potential des Grauens. Warum aber besteht überhaupt solche Nachfrage nach dem Grauen?

Grauen, Scham und Ekel sind die drei Affekte, deren Sinn es ist, die Grenzen des Leibes zu wahren. Sie sind eigentlich keine psychologischen Begriffe, sondern eher physiologische Größen, ledrige Schließmuskel, die dem zarten Gewebe dahinter Schutz vor der Welt gewähren, ein dreiköpfiger Wächter. Der *Ekel* begleitet den Prozeß der Nahrungsverarbeitung, er lagert sich um das Zentrum von Mund und After. Sein Ideal wäre die Virginität des Verdauungstrakts, der weder Stücke der abscheulichen Außenwelt, abgestorbenes fremdes Leben, in sich hereinnehmen noch abscheulicherweise sein eigenes Inneres in diese Außenwelt hinausstülpen sollte: widerliche Akte der Promiskuität, in denen der reine Leib sich vermischt mit dem, was nicht er ist. Von den beiden Zentren, in denen er seine Pförtner-Loge hat, kann der Ekel natürlich auf andere Bereiche überspringen, aber dennoch wird sich ekeln immer heißen: Stell dir vor, du müßtest das in den *Mund* nehmen! Was dem Ekel, der in jeder Suppe ein Haar findet und Haare ausschließlich danach betrachtet, wie sie sich in der Suppe ausnehmen würden, indessen immer wieder einen Strich durch die Rechnung macht, ist der *Appetit,* die leibliche Stimme der Vernunft, die weit besser weiß, was der integrale menschliche Leib zu seiner Aufrechterhaltung braucht, als der heikle Schauder, der, behielte er die Oberhand, in kurzer Zeit das von ihm bewachte Gut durch sein Zölibat ruiniert hätte.

Ähnlich wie mit dem Ekel verhält es sich auch mit der *Scham,* der Hüterin der Geschlechtsorgane (welche danach auch überhaupt ihren Namen tragen). Wie die beiden Enden des Verdauungstrakts, so haben auch sie die Aufgabe, die Konturen der menschlichen Gestalt zu perforieren und dem Anderen Eingang zu verschaffen, wogegen sich aber der ängstliche Hochmut der Individuation sträubt. Dennoch muß er schließlich der bezwingenden Ausnahme der *Lust* unterliegen, die von ihrem biologischen Substrat her, der Fortpflanzung, so die Verlängerung des Individuums in der Zeit stiftet wie der Appetit im Raum. Beide Sprödigkeiten, Scham und Ekel, werden schließlich aufgehoben durch etwas, das über ihren berechtigten, aber zu eng gezirkelten Zweck hinausgeht.

Und das *Grauen*? Auch dieses dient der Abwehr eines Äußeren vom Individuum. Dieses Äußere ist der Tod, der eine noch viel rückhaltlosere Kommunion mit dem Nicht-Ich bedeutet als Essen und Sex. Nicht an einer vormarkierten Stelle dringt er ein, wie Mund oder Geschlecht, sondern an vielen oder allen zugleich, bläht sie, verdunkelt sie, verwandelt sie in Gestank oder kehrt das Innere nach außen, zu gräßlich unübersichtlichen Wunden aus Blut und rotem Fleisch. Wäre es nicht möglich, daß auch dem Grauen etwas die Waage hielte, was sich der Lust und dem Appetit vergleichen ließe, ein Affekt der Hingabe, der die angespannte Keuschheit des Menschenleibes, dieses altjüngferlichen Gebildes, sabotiert wie der Geruch eines Schnitzels oder der Anblick eines Pin-up-Girls? Es ist denkbar; und obwohl dieser Gedanke in die Nähe des Freudschen Thanatos-Triebes führen muß, dem vorhin sein Recht abgesprochen worden ist, sei der Widerspruch, der damit hier zutagetritt, nicht verschwiegen. These, Antithese: die elegante Synthese entzieht sich mir, und so sollen die beiden hier stehenbleiben, erstarrt im Zweikampf. Es ist ein Widerspruch, der sich wahrscheinlich zuletzt aus der insistierenden Bosheit Des Lebens speist und sich aus der Schwäche jedes einzelnen Lebendigen ergibt, das von ihm überwältigt wird und ihm erliegt wie einer süßen, verführerischen, tödlichen Müdigkeit.

Space Cowboy

Das absolut Böse, von dem Stephen Kings Werk handelt, ist verständlich nur als Tod. Daß der Tod so erscheint, hat den Sinn des Aufbegehrens gegen ihn: Der Schauder des gräßlich Neuen meint die Unerträglichkeit des Allerältesten. Man mag es gegen King halten, daß er den Tod und die dem Gedanken daran innewohnenden Energien benützt, um sich an die Spitzen der Bestseller-Listen katapultieren zu lassen. Doch verhilft er so einem Ding zu seinem Ausdruck, das ihn sonst nicht gefunden hätte, und trifft auf Dank dafür. Sein Instinkt tastet, bis er auf das Gefälle eines Plots stößt, der diesem tiefgelegenen Becken zuströmt; und indem er sich dem überläßt, gewinnt sein Schreiben die Qualität des Mitreißenden. Wie aber erhält der Tod, das schlechthin Gestaltlose, Gestalt? Das Naheliegende ist immer ein Toter: der Nachzehrer, der aus dem Grab ins Reich der Lebenden eindringt, der Sensenmann, der ein menschliches Skelett ist. Gegen diese Versuchung ist auch namentlich der frühe King nicht gefeit, wenn er in »Brennen muß Salem« auf Vampire zurückgreift, und zuweilen auch der spätere nicht. Er ahnt jedoch, welche bemitleidenswerten Pariahs der Schöpfung die mißgünstigen, blutrünstigen Toten in Wahrheit sind, die vergangenen Opfer des Todes, und daß es besser wäre, die Gesamtheit der historischen Individuen ließe sich nicht so bereitwillig nach der Einteilung in frische und minder frische spalten. Die interessantesten Bücher Kings sind jene, in denen er dem Tod *als solchem* Gestalt zu verleihen versucht – Es im gleichnamigen Roman natürlich, der Große und Schreckliche Oz in »Pet Sematary« und das Wesen im konzeptionell weitgehend mißglückten »Library Policeman«, das, ohne sich je zu erkennen zu geben, in stets eine andere Figur fährt.

Besondere Beachtung verdient hierbei »Das Spiel«. Es unterscheidet sich von Kings übrigen Büchern dadurch, daß die Dimension des Anderen, das in Konflikt mit der wissenschaftlichen Weltdeutung steht, vollkommen ausgespart bleibt; wenn man das Buch zuklappt, wird man zugeben müssen, daß alles darin mit rechten Dingen zugegangen ist. Unter dieser schützenden Bedingung kann die gespenstische Epiphanie Des Todes in dem Augenblick, wo sie sich ereignet, zu einer Intensität getrieben werden wie sonst nirgends. »Gangster of Love« lautet sein Name, und »Space Cowboy«. Die Begegnung der Protagonistin Jessie ist unwahrscheinlich, aber alles nach landläufigen Begriffen Unmögliche ist sorgsam daraus getilgt; so kann sie, ohne sich dem Vorwurf fiktionaler Willkür auszusetzen, so real werden wie die metaphysische Katastrophe des Todes für jeden im Moment des Hereinbrechens es sein wird. Es handelt sich, wie man später erfährt – dieser angehängte erläuternde Teil ist nach dem Ende der eigentlichen Geschichte in Kauf genommen wie der Katzenjammer am nächsten Morgen für den Rausch der Nacht – um einen Geistesgestörten, der nachts die Gräber plündert und nebenbei auch ein serienmordender Kannibale ist. Er leidet an Akromegalie, einer seltenen Wachstumsstörung, bei der die Extremitäten außergewöhnliche Größe erreichen; so hängen die Hände bis auf die Knie hinunter, und die ganze Proportionierung der Figur ist dem Menschlichen entrückt. Ganz langsam schält er sich aus dem Schattenspiel des Gezweigs, in seinen Umrissen aufgelöst von dem unaufhörlichen Ebben und

Fluten über sein Gesicht und seinen Körper hinweg, so daß Jessie sich lange weigern kann, ihn als das wahrzunehmen, was er ist und für sie bedeutet, den anwesenden Tod. Nun ist der Tod für einen Lebenden niemals anwesend, sondern stets erst bevorstehend, und sei es ganz knapp. Aber Stephen King will den Abstand dieses eine Mal bis auf Null verringern; und zwar indem er Jessie dem Tod, der durchweg schweigt, einen Satz in den Mund legen läßt, den sie in ihrer Angst nicht mehr als den ihrigen erkennt, sondern als den seinigen:

Nur glaube ich, werde ich heute nacht mehr machen als nur in der Ecke stehen: ich glaube, heute nacht werde ich dich anspringen, ganz ... genau ... so! [just – like – **this*****!]***

Der stets futurische Modus des Todes ist durch die umständliche Veranstaltung auf den Punkt hingezwungen, der in einem Akt performativen Sprechens den Funken des Präsens herausschlägt. (Diese Sekunde muß, damit sie den Zusammenhang des Buches nicht zerstört, mit einem energischen Ruck wieder rückgängig gemacht werden: Als der Wahnsinnige gefaßt worden ist, erkämpft Jessie sich Zugang ins Gerichtsgebäude, wo dessen Vorführung stattfindet, und spuckt ihm ins bizarre Gesicht. Er allerdings merkt es gar nicht, sondern behält sein starres Lächeln bei.)

Epikur hatte es als Trost gemeint, wenn er sagt, solang wir sind, sei der Tod nicht, und wenn der Tod sei, wären wir nicht mehr, und darum, so folgerte er, könne der Tod kein Übel bedeuten – wo schließlich wäre denn der, der den Verlust trüge? Das ist spitzfindig, und man hätte darauf zu erwidern: Natürlich ist mein Tod immer da, insofern ich sterben muß; und nicht dazusein und der Tod, das ist in Wahrheit ein und dasselbe Schreckliche, und Epikurs Sophisterei laufe hinaus auf das perfide Prinzip: wo kein Kläger, da kein Richter. Durch dieses System der Omertà hat sich der bestialische Übergriff als Regelfall einführen können: jeden, den es trifft, trifft es mit solcher Kraft, daß er keinen Laut der Klage oder Warnung über die Lippen bringt. Das sentenzenhafte »Mors certa, hora incerta« – der Tod ist gewiß, ungewiß die Stunde –, in seiner Allgemeinheit als Trost gedacht, heißt in Wahrheit das Leben in dem Bild eines entführten Flugzeugs mit den entschiedensten Hijackern an Bord anschauen, die mit den Pässen der Passagiere eine gemächliche Lotterie veranstalten, dann durch den Mittelgang schlendern, irgendeiner der an den Sitz gefesselten Geiseln plötzlich den Revolver an die Schläfe setzen und, überzeugt von der Unerfüllbarkeit ihrer Forderungen, deren Gehirn dem Nachbarn, der nicht zu mucksen wagt, ins Gesicht spritzen, entschlossen, so bis ganz an das Ende zu gehen. Stephen King versucht alles, um das Todesschweigen zu brechen – in »Das Spiel« durch den auf Jessie hüpfen wollenden Tod, in »Carrie« durch die telepathische Einfühlung in die Sterbende hinein bis in die Todessekunde:

Sue versuchte, sich von Carrie loszureißen, ihre Gedanken aus denen Carries zu befreien, um sie wenigstens in Würde sterben zu lassen, allein, ohne daß jemand starrte, *aber sie konnte nicht. Sie spürte, daß auch sie starb, und sie wollte die Vorherschau auf ihr eigenes unwiderrufliches Ende nicht sehen.*

(Carrie laß mich LOS)

(Momma Momma Momma ooooooooOOOOOOOO)

Der geistige Schrei steigerte sich zu einem grellen, erschütternden Crescendo und verstummte dann schlagartig. Für einen Augenblick hatte Sue den Eindruck, eine Kerzenflamme mit rasender Geschwindigkeit in einem langen schwarzen Tunnel verschwinden zu sehen.

(sie stirbt o lieber Gott ich kann spüren wie sie stirbt)

(Momma es tut mir leid wo)

und brach dann abrupt ab, und Sue empfing nur noch die nichts-

sagenden, stumpfsinnigen Schwingungen, die von Carries Nervenenden ausgingen und die noch Stunden brauchen würden, um zu sterben.

Um jeden Preis will Stephen King in den Urknall des Sterbens eindringen, und wie die Astrophysik hält er es für einen Durchbruch, sich von einer Millionstel- zu einer Milliardstelsekunde an ihn herangetastet zu haben: mehr kann das so angespannte, so begreifliche und so widersinnige Unterfangen, in das Innere eines mathematischen Punkts gelangen zu wollen, als Resultat nicht zeitigen.

Der Doppelgänger

Während Jessie angekettet auf dem Bett liegt, leistet sie Seelenarbeit; es geht um das Trauma der sexuellen Belästigung durch ihren Vater in der Kindheit. Jessie selbst faßt die seelische Dynamik dieses Vorgangs so zusammen:

Das Geheimnis dieses Tages war nie völlig in ihr Unterbewußtsein versunken, wie es mit solchen Geheimnissen in Fernsehseifenopern und Kinomelodramen stets der Fall war; es ruhte bestenfalls in einem flachen Grab. Es war zu einer selektiven Amnesie gekommen, aber völlig freiwillig.

In solcher Beiläufigkeit steckt ein Hohn auf die Tiefenpsychologie, die einen Karpfenteich mit einem Bathyskaph ausloten will. Daß sie mit ihren verschiedenen Schulen und Seitenblüten es noch mit einem Unter- oder Unbewußen zu tun hätte, ist ja wohl ein schlechter Witz. Am ehesten ginge noch Jungs kollektives Unbewußtes an, wenn er den Nachdruck mehr aufs Kollektive und weniger aufs Unbewußte legen wollte, denn irgendwelche unterirdischen Kanäle anzunehmen, ist inzwischen ganz überflüssig, es genügen die offenen Kanäle des Fernsehens, um den gleichen Pegelstand des Sumpfs in allen Seelen zu erklären. Aber das Freudsche individuelle Unbewußte sollte man wohl preisgeben. Das Unbewußte wurde einmal deswegen so benannt, weil es, nun ja, unbewußt wäre, zum mindesten so unbewußt wie ein Chambre separée. Davon kann bei sexueller Symbolik und Ähnlichem heute schwerlich mehr die Rede sein; was dort zu finden sein wird, weiß jeder vorab. Die Rede vom Unbewußten gleicht inzwischen dem Inkognito des Vizekönigs von Peru in Offenbachs »Perichole«, der, wie allgemein bekannt, einmal pro Jahr, an seinem Geburtstag, sich unters Volk mischt, um die Stimmungen zu erkunden, während das Volk um ihn herumtanzt und singt: »Inkognito, Inkognito, wie schön ist ein Inkognito!«

Stephen Kings Vorstellung vom Unter- und Unbewußten ist nicht in die Tiefe hinab orientiert, sondern gleicht mehr einer ebenerdigen Rumpelkammer, oder noch mehr einem Fliegenfänger, dessen Unwillkürlichkeit eine klebrige Qualität besitzt, so daß alles Mögliche daran hängenbleibt. Das Schichtenmodell der Seele hat ausgedient. Als so bestürzend es zu seiner Zeit empfunden wurde, und sosehr Freud selbst die archäologische Metapher vorzog: es kann nicht verleugnen, daß es nach dem Muster eines Wiener Stadthauses der Jahrhundertwende entwickelt worden ist, mit allem Drum und Dran, Mezzanin, Hausmeister und Sperrsechserl, und dem bedrohlich dynamischen Aspekt an ihm tut als Entsprechung der schmiedeeiserne Aufzug Genüge, einschließlich des zweideutigen Warnungsschilds, die Tür zum Schacht nur zu öffnen, »bis« der Fahrstuhl angekommen ist. Stephen Kings Modell geht nicht von einer waagrechten Schichtung, sondern von einer senkrechten Spaltung der Seele aus; spätestens in Augenblicken der Anspannung zerfällt das Subjekt längs vorgezeichneter Bruchlinien in »Stimmen«. Typisch für das Schriftbild von Kings Büchern ist ein innerer Monolog, in den, durch neue Zeile, Klammerung, Kursivschrift oder durchgängige Kleinschreibung abgesetzt, eine zweite Instanz eingreift, die sich zwar nicht verorten läßt, aber dennoch wirkt, als flüsterte plötzlich ein Fremder ins Ohr. In

»Das Spiel« ist dieses Verfahren auf die Spitze getrieben; die ans Bett gefesselte Jessie verwandelt sich in einen veritablen Debattierclub, in den sich ohne Probleme auch real existierende Personen – eine Freundin, eine frühere Therapeutin – einklinken. King sieht das nicht als pathologische Besonderheit an; auch die rettenden Entscheidungen seiner überaus lebenskräftigen Protagonisten, scheinbar rein instinktiv, kommen auf solch parlamentarischem Weg zustande. Schizophrenie, dieser Eindruck stellt sich ein, ist ein zwangloserer, natürlicherer Zustand als Identität.

Aus der Spaltung der Person geht schließlich auch die innigste Figur des eigenen Todes hervor: der *Doppelgänger.* Der Doppelgänger ist ein für jegliche Psychologie ganz unbrauchbares Phänomen, denn völlig im Gegensatz zur psychologischen Tendenz, möglichst viel Äußeres nach Innen zu schaufeln und dann vor diesem überladenen Interieur zu sinnieren, stülpt sich im Doppelgänger ein Innerstes nach außen. Ich selbst von mir abgetrennt – das Unbehagen, das mich schon befällt, wenn ich die eigene Stimme auf Tonband höre, das eigene Profil auf dem Bildschirm einer Kaufhaus-Überwachungskamera agieren sehe, im schiefen Winkel zu den Bewegungen, die ich mich vollführen fühle, den höhnisch platten Hinterkopf mir unter die Nase gerieben, dessen Mißgestalt ich nie mit eigenen Augen unmittelbar zu sehen verdammt bin – dieses Unbehagen gesteigert zum tiefsten, tödlichen Erschrecken, daß einer, der mir aufs Haar gleicht, der für alle gesellschaftlichen Autoritäten ich bin, lächelnd vor mich hintritt und mit einer Fingerspitze durch Mantel und Haut mir ans Herz rührt. Ich als mir Geraubter: nur so kann es ein Erlebnis des Todes geben. King spielt das durch in »Stark«. Thad Beaumont hat mit seinen literarisch anspruchsvollen Romanen nur mäßigen Erfolg und leidet zudem von einem bestimmten Punkt ab an Schreibhemmung. Er überwindet beides, indem er unter anderem Namen schreibt, und zwar gewalttätige Genre-Romane, die unter dem Decknamen »Stark« ihm eine Bekanntheit verschaffen wie seine »literarischen« Arbeiten niemals. (Ausnahmsweise verflacht die deutsche Übersetzung, »Stark«, hier einmal nicht den Titel, den King gewählt hat, »The Dark Half«, sondern wird im Gegenteil so kühn, wie man es dem Autor gleich hätte anraten wollen – trotz der Homonymie mit dem deutschen Adjektiv schafft er es, den Sinn des Rohen und Krassen zu vermitteln, den das englische hat.) Nicht ohne Ironie läßt King die Hoch-Literatur die Kräfte des Subliterarischen anzapfen; der Vorgang gleicht einem Teufelspakt. Das Geheimnis fliegt durch Indiskretion auf, das Magazin »People« kriegt es spitz, schickt seine Reporter, der ertappte Autor verabschiedet sich, letztlich erleichtert, von jenem Zweiten, ein scherzhaftes Scheinbegräbnis mit Pappsarg wird auf dem Friedhof der Kleinstadt veranstaltet – aber aus diesem Scheingrab kommt, die Scharrspuren seiner Auferstehung an der Stätte hinterlassend, das Pseudonym hervor. Das Motto, das King für den Ersten Teil wählt, gibt einen Eindruck von dessen böser Kraft – ein Auszug aus einem Roman Starks, den King selbst zu schreiben nicht wagte oder nicht vermochte:

Langsam und bedächtig bog Machine die Büroklammer mit seinen langen, kraftvollen Fingern auf. »Halt seinen Kopf fest, Jack«, sagte er zu dem Mann hinter Halstead. »Halt ihn gut fest.«

Halstead begriff, was Machine vorhatte, und als Jack Rangeley seinen Kopf zwischen seine beiden großen Hände nahm und ihn unverrückbar festhielt, begann er zu schreien. Die Schreie widerhallten in dem verlassenen Lagerhaus. Der riesige leere Raum wirkte wie ein natürlicher Verstärker. Halstead hörte sich an wie ein Opernsänger, der sich für eine Premiere einsingt.

»Ich bin zurückgekommen«, sagte Machine. Halstead kniff die Augen zu, aber es half ihm nichts. Das Stück Stahldraht durchdrang mühelos das linke Augenlid und bohrte sich in den darunterliegenden Augapfel. Kleb-

rige, gallertartige Flüssigkeit begann herauszusickern. »Ich bin von den Toten zurückgekehrt, und du undankbarer Hurensohn scheinst dich überhaupt nicht darüber zu freuen.«

Der Augapfel ist ein Gleichnis des Subjekts. Endlich, aber kugelrund und glasklar wie der Gott der Stoiker, liegt seine Bestimmung darin, die Welt in sich hereinzunehmen und darin Teilhabe an der Unendlichkeit zu erlangen; so wäre er fast göttlich. Zugleich aber bleibt er zart und fragil, er muß sich schützen, d. h. schließen, und indem er sich so erhält, schrumpft er zu einer blinden Kleinheit ein, die der Großmut seiner Anlage nicht gemäß ist. Der Tod durchstößt das schirmende und blind machende Lid, und zwar auf die denkbar banalste Weise; eine verbogene Büroklammer reicht völlig aus. Er sticht den Star – dies war eine der Lieblingsmetaphern der Aufklärung gewesen –, er durchbricht epiphanisch die krampfhafte Befangenheit des Auges in sich selbst, aber nur durch die Befreiung in eine noch tiefere Schwärze. So, besagt das, muß sich Sterben anfühlen: als nutzlose Erleuchtung.

George Stark beginnt den Rundgang der Rache: Alle, Lektoren, Sekretärinnen, Reporter, die an der Aufdeckung des Pseudonyms beteiligt waren, werden auf grauenhafte Weise abgeschlachtet, und gegen Starks mörderische Verwegenheit versagt jeder Schutz, den die Behörden bieten können. Überall bei seinen Tötungs-Orgien hinterläßt er üppig blutige Handabdrücke, die an Deutlichkeit nichts zu wünschen lassen und klar als diejenigen Thad Beaumonts identifiziert werden. Er, seine Frau und seine beiden Zwillinge werden von Stark langsam eingekreist. Im kritischen Augenblick aber stürzen Milliarden von Sperlingen, die sich allmählich angesammelt haben, ohne daß man erst wüßte, wozu (Erinnerung wohl weniger an nekromantische Traditionen, auf die King sich beruft, um die Spatzen als »psychopompische«, d. h. seelengeleitende Tiere zu beglaubigen, als vielmehr an die ausgerottete nordamerikanische Wandertaube), auf Stark los und picken ihm das Fleisch von den Knochen. Dann geschieht das Folgende:

Einen Augenblick lang konnte er [der Sheriff, Alan Pangborn] *nicht in das Zimmer hineinsehen; da war nichts als eine schwärzlichbraune, schwirrende Wolke. Dann konnte er eine Gestalt ausmachen – eine gräßlich aufgepolsterte Gestalt. Es war Stark. Er war mit Vögeln übersät, wurde bei lebendigem Leibe aufgezehrt – und war noch immer nicht tot.*

Weitere Vögel kamen, und noch mehr. Alan war, als verlöre er über ihrem grauenhaft schrillen Tschirpen den Verstand. Und dann sah er, was sie taten.

»Alan!« schrie Liz, »Alan, sie heben ihn hoch!«

Das Ding, das George Stark gewesen war, ein Ding, das jetzt nur noch entfernt einem Menschen ähnelte, hob sich auf einem Kissen aus Sperlingen in die Luft. Es bewegte sich durch das Arbeitszimmer, stürzte beinahe ab, hob sich dann schwankend von neuem. Es näherte sich dem großen, ausgesplitterten Loch in der Ostwand.

Weitere Vögel kamen durch dieses Loch herein; diejenigen, die sich noch im Gästezimmer befunden hatten, flatterten ins Arbeitszimmer hinüber. Fleisch fiel von Starks zuckendem Skelett wie ein schauriger Regen.

Der Körper schwebte durch das Loch, umschwirrt von Sperlingen, die ihm die letzten Haare ausrissen. [...]

Alan trat an das ausgefetzte Loch in der Wand. Er schaute hinaus und sah ein Bild wie aus einem grausamen Märchen. Der Himmel war schwarz von Vögeln, aber an einer Stelle war er schwarz wie Ebenholz, *als wäre in das Gewebe der Realität ein Loch gerissen worden.*

Dieses schwarze Loch hatte die unverwechselbare Form eines sich wehrenden Mannes.

Die Vögel hoben es höher, höher, immer höher. Es erreichte die Wipfel der Bäume und schien dort innezuhalten. Alan glaubte, aus dem Zentrum der Wolken einen schrillen, unmenschlichen Schrei zu hören. Dann setzten sich die Sperlinge wieder in Bewegung. In gewisser Weise war es, als schaute man sich einen Film an, der rückwärts abgespult wurde. Aus allen zerbrochenen Fenstern des Hauses ergossen sich schwarze Ströme von Sperlingen; sie stiegen von der Auffahrt empor, von den Bäumen und dem runden Dach von Rawlies Volkswagen.

Und alle bewegten sich auf die zentrale Schwärze zu.

Der menschenähnliche Fleck begann sich wieder zu bewegen – über die Bäume, in den Nachthimmel –, und dann war er dem Blick entschwunden.

Der Welt, deren der Doppelgänger verwiesen wird, liegt eine eigentümliche Kosmologie zugrunde. Sie geht nicht nur hinter das moderne naturwissenschaftliche Weltbild zurück, das sie wie aus Erschöpfung zu widerrufen scheint, sondern selbst hinter das kopernikanische; sie ist ptolemäisch und von sphärischer Geschlossenheit. Für den Bereich der menschlichen Erfahrung, so scheint ironisch impliziert, reicht im Grund das alte geozentrische Modell vollständig aus. Der bemannte Flug zum Mond (nur eines Satelliten der Erde und der einzige Stern, über dessen Stellung im Weltraum sich älteste und neueste Ansichten ohnehin einig sind) hat nirgendwohin geführt; von dort aber war erstmals die Kleinheit der Erde, des allein lebensrelevanten Bezirks, als Bild zu schauen, und dieses Bild, weit davon entfernt, neue Tiefen des Raums zu erschließen, besiegelte vielmehr für die Menschheit die Enge als Schicksal. Dort, im irdischen Orbit, bewegen sich die gegenwärtigen Raumfahrzeuge wieder. Ehrgeizigstes Projekt der letzten beiden Jahrzehnte war SDI; falls wirklich eingesetzt, hätte es die Erde mit einer Hülle schwirrender Metalltrümmer umgeben, die jegliche Raumfahrt für alle Zukunft unterbunden hätte. Gleichgültigkeit und Widerwille gegen die Fortschritte der Fundamentalphysik wachsen; wenn der »Spiegel« berichtet, daß ein für die Komplettierung des Weltmodells notwendiges Elementarteilchen endlich aufgespürt worden sei, so beschwert sich ein Leserbrief, daß man es sich nicht aufs Butterbrot schmieren könnte, ein anderer will wissen, wozu man etwas kennen soll, das es seit 15 Milliarden Jahren nicht mehr gibt. Es ist in dieser Hinsicht eine gewisse Ermüdung eingetreten. Das Erlebnis des Umsturzes, wie es der berühmte Holzschnitt des 16. Jahrhunderts sinnfällig macht, in dem ein Mensch seinen Kopf durch die sphärischen Ordnungen hindurch ins kopernikanische Draußen streckt, stellt sich nicht mehr ein. Es ist die Wiederherstellung eines alten Zustandes, und es erleichtert dem Subjekt die Forderungen der Totalität. Aber wie jeder Restauration fehlt auch dieser das Wichtigste am Alten, dessen Unschuld, die es nicht anders wußte; das verkniffene Insistieren auf dem Alten ist das Neue an ihm. Der Einklang von engem Leben und engem Wissen ist kein stillvergnügter mehr. Verlassen von theoretischer Grundierung, verkapselt sich die intelligible Welt für ihre Insassen, und die Hohlkugel des heillosen Drinnen wird nur zersprengt, um dahinter eine Finsternis, *»schwarz wie Ebenholz«*, zum Vorschein zu bringen. Hierin gleicht sie dem Augapfel zu Beginn des Buchs, der, indem er krampfhaft sein Lid schließt, dennoch perforiert wird, geöffnet und ausgelöscht im selben Akt. Der Tod als das Andere fasziniert King darum so sehr, weil in einer Welt der totalen Immanenz das Andere nur noch der Tod sein kann. Zwar ist der gegenüberstehende Tod, der Doppelgänger, für diesmal zu einem Loch in der Welt hinausgedrängt. Aber einer der vielen Spatzen kehrt zu Thad Beaumont zurück, und als er sich bei dem Vogel bedanken will, pickt dieser ihn plötzlich bösartig knapp unters Auge, als »nachdrücklichen Hinweis« auf den Preis, den Thad zu zahlen haben wird; nach diesen Ereignissen verläßt ihn seine Frau.

Der Große und Schreckliche Oz

Will man die Leistung Stephen Kings, den Gehalt seiner vielen tausend Seiten (von denen ihn freilich nicht jede in gleicher Dichte enthält) in einem Satz zusammenfassen, so müßte er lauten: King will das dem Skandal des Todes angemessene Entsetzen erzeugen. Er begreift die Welt als ein Universum des Todes, wird darüber jedoch nicht fatalistisch (oder doch nur in gelegentlichen Anwandlungen, wie es einem bei diesem Thema wahrlich widerfahren kann); sondern indem er ihn stets als das katastrophisch Fremde über geordnete häusliche Verhältnisse hereinbrechen läßt, denunziert er ihn als schlechthin unerträglich. Je größer die Katastrophe, desto mehr täuscht sie mittels der ihr innewohnenden betäubenden Kraft über ihre Wirklichkeit und ihr Ausmaß hinweg – in schmerzloser Trance taumeln Schwerverletzte über die Schauplätze, ehe sie ohnmächtig oder tot zusammenbrechen. Und umso lauter gellt durch Kings Bücher, hilflos aus dem Mund der Figuren und widersinnig aus der Feder eines fiktionalen Autors, der Ruf: »Es war *wirklich*!« »Realization« bezeichnet im Englischen beides: die Verwirklichung selbst und das Wahrhaben des Wirkenden, die in eines gedacht sind. In diesem Sinn realisiert Kings Werk den Tod: Es stellt, und mit einer unverkennbaren Lust, den Tod her, und dadurch weckt es zum Tod, der sonst in einem tiefen Sinn verschlafen wird: Nur dann entsteht die Möglichkeit, daß er *nicht gewollt werden* kann. In einer Satire des Horaz taucht ein Mann auf, der auf der Straße kniet und laut die Götter anfleht, sie seien doch allmächtig, warum könnten sie nicht ihm, wenigstens *ihm* den Tod ersparen? Das wäre doch für sie eine Kleinigkeit! Horaz verspottet ihn als Narren. Das ist eines Dichters unwürdig; es heißt nichts weiter, als sich mit einem herrschenden Allgemeinen für solidarisch zu erklären (und in ähnlicher Weise hat Horaz ja auch seinen verdächtigen Frieden mit der neuen, verfassungswidrigen Herrschaft des Kaisers geschlossen). Hat der Mann nicht recht? *Nur* ich, das heißt die steinerne Ausnahmslosigkeit des Todes zu perforieren, und muß früher oder später Allen zugute kommen. Stephen King hat mit »Pet Sematary« eine winzige Öffnung der Erbittlichkeit aufgetan, und wenn die von dort zurückkehrenden Haustiere auch, wie Louis seiner Tochter erklärt, »ein wenig tot« sind, so heißt das umgekehrt auch: ein wenig lebendig – womit die Totalität des Todes in Frage gestellt und an seine höhnische Mauerkrone eine Rampe gelegt ist. Freilich, die Errungenschaften des Pet Sematary können keinen Bestand haben, und Louis, so viel wird zum Schluß deutlich, hat sich mit seiner auferstandenen Frau den eigenen Tod auf den Hals gezogen. Aber wie Orpheus ist es ihm gelungen, an den Schein der absoluten Notwendigkeit, den der Tod verbreitet, zu rühren; und wie Orpheus, als Eurydike in die Unterwelt zurückstürzt, mit verdoppeltem Schmerz bezahlt, so Louis mit dem Grauen.

»Pet Sematary« ist dennoch dasjenige Buch Kings, in dem der Tod am höchsten triumphiert. In ihm torkeln die Leichen zwischen zwei verschiedenen Zuständen größerer oder geringerer Totenhaftigkeit, dem begrabenen und dem ausgegrabenen, wiederkehrenden, und daß zwischen ihnen die freie persönliche Wahl gestattet wird, macht den schaurigen Reiz des Buches aus. Louis, ein Arzt, halb irrsinnig nach dem Verlust seines kleinen Sohnes Gage, kann sich nach dessen Rückkehr unter die Lebenden in seiner Heimatgegend natürlich nicht mehr blicken lassen, und er imaginiert einen Neuanfang als Notfallarzt in Disneyworld, Orlando.

Er sah sich in seiner schlichten, weißen Uniform am Steuer eines weißen Transporters mit den Mickymaus-Ohren als Abzeichen – eines Transporters, auf dem nichts darauf hindeutete, daß es sich um einen Rettungswagen handelte, nichts, das ein zahlendes Publikum hätte ängstigen können. [...] Sogar der Große und Schreckliche Oz war da – möglich, daß man ihn nicht weit von der Haltestelle der Einschienenbahn im Zauberreich herumwandern sah oder daß er mit seinen stumpfen, leeren Augen von einem der fliegenden Dumbos herunterschaute; hier in Orlando hatten Louis und Gage ihn kennengelernt – als eine der Figuren des Vergnügungsparks, wie Goofy oder Mickymaus oder Tigger oder der ehrenwerte Mr. Donald Duck. Doch mit ihm wollte sich niemand fotografieren lassen, niemand wünschte, daß sein Sohn oder seine Tochter seine Bekanntschaft machten. Louis und Gage kannten ihn; sie hatten ihn vor einiger Zeit in Neuengland kennengelernt und ihm ins Gesicht geschaut. Er wartete darauf, jemanden an einer Murmel ersticken zu lassen, einem mit der Plastiktüte den Atem zu nehmen, einen mit einem schnellen und tödlichen Elektro-Boogie-Woogie in die Ewigen Jagdgründe zu schicken – erhältlich am nächsten Lichtschalter und in jeder Steckdose. Der Tod war in einer Viertelkilotüte Erdnüsse, einem in die Luftröhre geratenen Bissen Steak, der nächsten Schachtel Zigaretten. Er war immer gegenwärtig, er überwachte sämtliche Schaltstellen zwischen dem Irdischen und der Ewigkeit. Wenn man in die Wanne stieg, um zu duschen, stieg Oz mit ein: »Duschen Sie mit einem Freund.« Wenn man in ein Flugzeug stieg, nahm Oz die Bordkarte entgegen. Er war im Wasser, das man trank, in den Speisen, die man verzehrte, in schnellen Rollschuhen, die nichtsahnende Kinder auf verkehrsreiche Kreuzungen trugen. »Wer ist da?« heulte man in der Dunkelheit, wenn man Angst hatte und ganz allein war, und zurück kam seine Antwort: Keine Angst, ich bin's nur. Wie geht's, wie steht's? Du hast Magenkrebs, alter Freund, tut mir schrecklich leid! Septikämie! Leukämie!

Arteriosklerose! Koronarthrombose! Enzephalitis! Osteomyelitis! Hey-ho, let's go! *Ein Junkie mit einem Messer in einer Toreinfahrt. Ein Anruf mitten in der Nacht. Blut, das an einer Schnellstraßen-Ausfahrt irgendwo in North Carolina in Batteriesäure kocht. Ein paar Handvoll Tabletten, schluck sie runter. Diese merkwürdige Blaufärbung der Fingernägel nach dem Ersticken – in seinem letzten Überlebenskampf holt sich das Gehirn allen Sauerstoff, der noch vorhanden ist, selbst den aus den lebenden Zellen unter den Nägeln. Hallo Leute, ich bin der Große und Schreckliche Oz, aber ihr könnt mich einfach Oz nennen – schließlich sind wir inzwischen alte Freunde. Bin nur vorbeigekommen, um euch einen kleinen Blutstau im Herzen zu bringen oder ein Blutgerinnsel im Gehirn oder etwas dergleichen; kann nicht bleiben, muß zu einer Frau wegen einer Sturzgeburt, und dann muß ich hinunter nach Omaha zu einem Kettenraucher.*

Und diese dünne Stimme rief: »Ich liebe dich, Tigger! Ich liebe dich! Ich glaube an dich, Tigger! Ich werde dich immer lieben und immer an dich glauben, und ich werde jung bleiben, und der einzige Oz, der je in meinem Herzen wohnen wird, ist dieser harmlose Scharlatan aus Nebraska! Ich liebe dich ...«

Wir drehen unsere Runden – mein Sohn und ich –, denn was allem zugrunde liegt, ist nicht Krieg oder Sex, sondern nur dieser erbärmliche, edle, aussichtslose Kampf gegen den Großen und Schrecklichen Oz. Er und ich, wir drehen unsere Runden in unserem weißen Transporter unter dem klaren Himmel von Florida. Das rote Blinklicht ist verdeckt, aber für den Fall, daß wir es brauchen, ist es da ...

Es ist zweifellos ein Universum des Todes; schon der Ort der vermeintlichen Rettung, Disneyworld, bietet eine gigantische Zombie-Parade. Solang die Comic-Figuren in ihrem Element, dem Strip oder Trickfilm, bleiben, mag man sich mit der Feststellung begnügen, in ihnen sei das Kreatürliche von etwas lächerlich Künstlichem oder Mechanischem abgelöst; aber Disneyland (und nun gar Disneyworld) gibt sich mit dieser zweidimensionalen Partial-Existenz nicht zufrieden, es drängt darauf, die Welt zu erfüllen. Dafür bezahlte Menschen stülpen sich aus Kunststoff oder Plüsch verfertigte Impersonationen über, werden unerkennbar, um mit dem fixierten lustigen Gesicht schablonenhafter Figuren spazierenzugehen. Niemand scheint sich daran zu stören, daß die Comic-Figuren in dieser drastischen, plastischen Vollgestalt ein Übermaß des Nicht-Animierten mit sich herumschleppen wie nekrotisches Gewebe, daß sie, verlassen von der physischen Agilität, die in ihrem heimatlichen Medium ihren Reiz ausmacht, in der Masse ihrer Körperlichkeit von einer ausdrucklosen Starre wie von der Krätze befallen sind. Und was für Charaktere sind es, die hier zum Popanz erwachen und erstarren! Das Sinistre, Finstre, das den ganzen grellfarbigen Disney-Clan grundiert, deutet Stephen King in dem »ehrenwerten« Mr. Donald Duck an, indem er dem lustigen Pechvogel das Attribut der Mafia und ihrer Killer verleiht; schweigen wir von Dagobert, der im Moment der Erregung statt der Pupillen Dollarzeichen in den Augen zeigt, und der Mickymaus, deren Ohren den Notarztwagen zieren, damit der verunglückte Tourist in ihrem Zeichen getrost sterbe. Dies alles suchen die Leute in der bevorzugten Zeit ihres Lebens, dem Urlaub, auf, als das, was sie sich, wenn sie sich etwas wünschen dürfen, vom Leben wünschen. Im Reich der Comic-Figuren ist der tödliche Unfall zur spaßigen Panne umgedeutet: dem Koyoten Karl fällt ein eisernes Gewicht auf den Kopf, dann sieht man ihn drei Sekunden lang in Ziehharmonika-Gestalt, und gleich darauf ist er wieder unbeschädigt und gedächtnislos bei seiner immer selben Sache, dem versuchten Schafdiebstahl, der nie klappt. Dieser gummiartigen Unverwüstlichkeit, die den Tod leugnet, verdanken die Comic-Figuren ihre Beliebtheit; und gerade so tritt der Tod hier auf, immer fidel, mit dem kleinen Unterschied, daß die von ihm plattgemachten Gestalten nicht mehr mit quietschendem Geräusch in ihre Ausgangsform zurückhüpfen.

Auf diese Weise wird festgehalten, daß der Tod niemals natürliche Folge von Materialermüdung ist, etwas gleichsam Friedliches, sondern immer ein *Einfall,* ein Gag. Das Empörende liegt in der Unverhältnismäßigkeit des beiläufigen, gleichsam lustigen Vorkommnisses zu seiner Unwiderruflichkeit. Die alten Totentänze sind zu revidieren, in denen der Knochenmann mit der Miene des Gerichtsvollziehers auftrat; es wird der guten Laune dieses fahrenden Killers nicht gerecht, der Osteomyelitis und Sturzgeburt aus dem Ärmel holt wie ein Zauberer seine bunten Taschentücher. Es gibt geniale Litaneien, die der scheinbar bloßen Reihung kumulativ eine Einsicht entbinden, deren die Analyse nicht fähig gewesen wäre. Dazu zählt Hebels Unverhofftes Wiedersehen, das lediglich den Verlauf von sechzig Jahren zu raffen scheint und ein komplettes Bild von Geschichte liefert; dazu dürften auch diese knapp zwei Seiten mit dem Tätigkeitsbericht des Großen und Schrecklichen Oz gehören.

Aber dieses tyrannosaurushafte, unbesiegliche Monstrum trägt in sich bereits, wovon es zerstört werden wird. Jeder Amerikaner kennt den Film, dem der Große und Schreckliche Oz den Titel gegeben hat, und jedes Kind weiß, was es mit dieser Gestalt in Wahrheit auf sich hat (wie sich auch in dem zitierten Text andeutet): von einem Hündchen kann er zuletzt entlarvt und entmachtet werden. Es ist eine zusammengewürfelte, scheinbar hoffnungslose Mannschaft, die sich allmählich auf dem Weg zu Oz zusammenfindet: ein kleines Mädchen mit seinem Hund, die Vogelscheuche, der Blechmann, der furchtsame Löwe. Diesseits des Atlantiks gleichen ihnen, was die Unwahrscheinlichkeit dieses Freundschaftsbundes und die Zielsicherheit des zufälligen Wegs angeht, am ehesten die Bremer Stadtmusikanten, die ihren jeweils jüngsten Weggefährten ermuntern: »Komm mit uns! Etwas Besseres als den Tod finden wir überall!« So zieht auch diese Schar durch die Maisfelder von Kansas und singt: »We're off to see the Wizard, the powerful Wizard of Oz!«

Schluß

Um sich diese Frische zu erhalten, braucht man wohl eine ganze Portion Unbedarftheit, die als das Unliterarische an Stephen Kings Werk erscheinen muß und die er sich nicht rauben läßt. Worauf er jedoch größten Wert legt, ist der Ernst seines Schreibens, mag es sonst sein was es will. In einer seiner Vorreden, mit denen King seine Bücher gern versieht, seit der Erfolg ihm auch für solche willkürlichen Dinge Raum läßt, heißt es:

Immer mal wieder fragt mich jemand: »Wann hast du dieses Horrorzeug endlich mal satt, Steve, und schreibst etwas Ernstes?«

Früher habe ich geglaubt, daß das Beleidigende, das in dieser Frage mitschwang, nur ein Zufall wäre, aber im Lauf der Jahre habe ich die Überzeugung gewonnen, daß dies nicht so ist. Ich betrachte nämlich das Gesicht der Leute, die gerade **dieses** ***Stichwort fallen lassen, und die meisten sehen aus wie Bombenwerfer, die abwarten, ob ihre letzte Ladung die Fabrik oder das Munitionsdepot, die sie angepeilt haben, verfehlt oder erwischt hat. [. . .]***

Ich tue, was ich tue, aus den ernstesten Gründen: Liebe, Geld und Obsession. Das Irrationale zu erzählen, ist der gesündeste Weg, den ich kenne, die Welt, in der ich lebe, auszudrücken. Diese Geschichten haben mir sowohl als metaphorische als auch als moralische Instrumente gedient; sie bieten mir immer noch das beste Fenster, das ich kenne, zu der Frage, wie wir Dinge wahrnehmen, und der sich daran anschließenden Frage, wie wir uns aufgrund dieser Wahrnehmung verhalten oder nicht verhalten. Ich bin diesen Fragen nachgegangen, so gut ich es in den Grenzen meines Talents und meiner Intelligenz vermag. Niemand wird mich für den National Book Award oder den Pulitzer-Preis vorschlagen, aber ernst

ist es mir auf alle Fälle. Wenn Sie schon sonst nichts glauben mögen, glauben Sie mir eines: Wenn ich Sie an der Hand nehme und zu reden anfange, mein Freund, dann glaube ich jedes Wort, das ich sage.

Klett-Cotta

Printed in Germany
Umschlag und Gestaltung: Philippa Walz, Stuttgart
Gesetzt aus der Stone Serif von Jung Satzcentrum, Lahnau
Auf säure- und holzfreiem Werkdruckpapier gedruckt und gebunden von
Clausen & Bosse, Leck

Die Deutsche Bibliothek – CIP-Einheitsaufnahme:

Müller, Burkhard:
Stephen King : das Wunder, das Böse und der Tod / Burkhard
Müller. – Stuttgart : Klett-Cotta, 1998
ISBN 3-608-91888-4

Wayne Koestenbaum:
Jackie O.
Der Fan und sein Star
Aus dem Amerikanischen von Joachim Kalka
352 Seiten, zahlreiche Abbildungen, gebunden
ISBN 3-608-91810-8

Wenn man heute eine neue Version der ›Traumdeutung‹ schriebe, wie sähe diese aus? Würde darin nicht Jackie O. eine zentrale Rolle spielen (neben, sagen wir mal, Tony Curtis)? So fragt sich Wayne Koestenbaum, ein bekennender Jackie O.-Fan, dessen Passion für Jackie ihn zum Sammler alles Wissenswerten und zum Deuter einer Erscheinung macht, deren Aura er sich nicht entziehen kann.

»Was immer Wayne Koestenbaum an Daten und Bildern über den Star Jackie, geborene Bouvier, verwittwete Kennedy, neuerlich verwittwete Onassis, aufzutreiben vermochte, hat er für dieses Buch in einem wahren Liebesdienst an seiner Göttin zusammengetragen...
Seit Thomas a Kempis' De imitatione Christi (1471) wurde kein Buch mehr mit solch religiöser Inbrunst geschrieben, auch kein so perverses. Gewiß, es gab Flauberts Roman über die bildungsbeflissenen Narren Bouvard und Pécuchet, es gab Nabokovs Lolita und Poes wahnhafte Welterklärung Heureka, aber Koestenbaum übertrifft sie alle mit seiner mystischen Hingabe an sein Liebesobjekt.«
Willi Winkler / Süddeutsche Zeitung

Klett-Cotta

Jean-Claude Schmitt:
Die Wiederkehr der Toten

Geistergeschichten im Mittelalter
Aus dem Französischen von Linda Gränz
1995. 302 Seiten, zahlreiche farbige Abbildungen, Leinen.
ISBN 3-608-91716-0

Dieses Buch ist ein Geisterbuch, das von Toten handelt, die ins Leben zurückkamen. In den Erzählungen und Bildern von den Wiederkehrern entdeckte er eine besondere Art des Zusammenlebens mit den Toten, die Auskunft gibt über das Erinnern und das Vergessen in der mittelalterlichen Gesellschaft.

Wir können mit dem Tod wenig anfangen. In unserer Gesellschaft der noch Lebenden haben die Toten keinen wirklichen Platz mehr: nur in Horrorgeschichten, an die wir bei Tage nicht glauben, kommen sie zu uns zurück. Das war nicht immer so. In einer Zeit, in der das irdische Leid und die Phantasie die Menschen das Fürchten und Hoffen lehrte, gab es ein reges Hin und Her zwischen einem Jenseits und einem Diesseits des Lebens. Die Toten kehrten wirklich zurück, so erzählten die Leute. Jean-Claude Schmitt ist den Toten nachgegangen und hat ihre Geschichten gesammelt. In den Erzählungen und Bildern von den Wiederkehrern entdeckte er eine besondere Art des Zusammenlebens mit den Toten, die Auskunft gibt über das Erinnern und das Vergessen in der mittelalterlichen Gesellschaft.

Klett-Cotta